MALADIES

DE LA

MOELLE ÉPINIÈRE.

MALADIES

DE LA

MOELLE ÉPINIÈRE

LEUR TRAITEMENT

Par Ph.-Ch. PINEL (petit-fils)

Docteur en médecine de la Faculté de Paris,
Bachelier ès lettres et ès sciences,
Ancien interne des Hôpitaux civils, Membre de plusieurs Sociétés savantes.

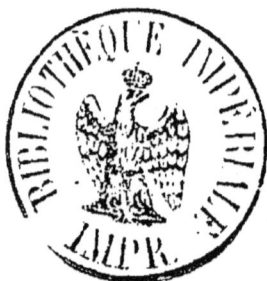

PARIS

IMPRIMERIE CENTRALE DES CHEMINS DE FER

DE NAPOLÉON CHAIX ET Cⁱᵉ,

Rue Bergère, 20, près du boulevard Montmartre.

1860

OUVRAGES DU MÊME AUTEUR.

Considérations générales sur l'anatomie, la physiologie et les affections morbides du nerf grand-sympathique, ou système nerveux de la vie organique non soumis à l'influence de la volonté.

OUVRAGES QUI VONT PARAITRE :

Traité des Maladies des enveloppes du cerveau et de la moelle épinière, dite cérébro-spinales.

Traité des Maladies de la base du cerveau ou méso-céphale, suivi d'un Traité des maladies du cervelet.

OUVRAGES SOUS PRESSE :

Traité complet : anatomie, physiologie et pathologie de chaque paire de nerfs crâniens et des nerfs rachidiens (fort volume).

Mémoire sur la congestion dans les professions libérales, notamment chez les gens de robe.

Aperçu général ou résumé philosophique des maladies nerveuses.

EXPOSÉ DE L'OUVRAGE.

PRÉFACE.

Nous avons cherché, dans nos travaux sur le système nerveux, les considérations les plus importantes d'anatomie, de physiologie et surtout de pathologie, concernant l'étude de chaque organe distinct, quoique dépendant du système nerveux général, afin de forcer l'attention à recevoir l'ensemble des phénomènes qui rendent leur étude si difficile ; nous avons jugé qu'en nous basant sur des faits irrécusables puisés dans les travaux de nos meilleurs auteurs, tels que Carus, Magendie, Velpeau, Hutin, Olivier d'Angers, Muller, Longet et Cruveilhier, il nous était permis de présenter à nos lecteurs une déduction de faits dont la philosophie médicale nous indiquait l'enseignement des affections morbides de cette portion importante du système nerveux, et dont la source ne laissait aucune objection à produire, nous réservant de prendre chaque portion de l'axe cérébro-spinal en particulier, afin de présenter un travail complet dont l'ensemble nous permettra de tirer à grands traits les déductions qu'exige une bonne logique.

Aujourd'hui, en indiquant d'une manière fort sommaire les sources nombreuses où nous avons dû puiser, n'est-ce pas faire apprécier le nombre et la diversité des matériaux épars de tous côtés que nous avons dû réunir et mettre en ordre afin de les présenter sous un jour qui permît d'en saisir l'ensemble.

C'est le seul mérite que nous ambitionnons, puisqu'il peut être de quelque utilité aux étudiants et aux médecins qui voudront avoir sous la main un résumé complet et facile à consulter sur un sujet immense qui se trouvait disséminé dans une foule de travaux disparates. Nous ajouterons que ce travail n'a d'autre but que d'être un exposé complet des maladies de la moelle épinière, et que si nous n'avons pas mis en relief les travaux récents de nos auteurs plus modernes, c'est que la diversité de leurs opinions et les fausses interprétations qu'ils ont émises, nous ont forcé d'avoir recours à des sources dont la maturité nous garantissait de sages et puissantes réflexions.

.... Proles indigna parentum
Memento.......
(VIRGILE.)

MALADIES

MOELLE ÉPINIÈRE

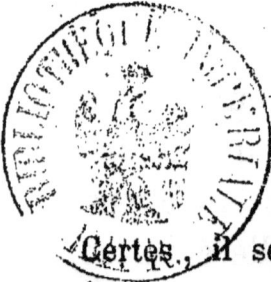

Certes, il serait aussi satisfaisant pour l'esprit
qu'avantageux pour une classification méthodique,
de classer les maladies de la moelle épinière suivant les deux grands ordres de fonctions auxquelles
elle préside, c'est-à-dire de pouvoir ne distinguer
dans ses affections que deux groupes principaux,
les maladies de la mobilité et les maladies de la
sensibilité. Ce vœu, exprimé par l'honorable M. Longet, ne paraît pas réalisable encore de longtemps,
parce que dans la moelle épinière, cordon si ténu
et si mince, il est rare qu'une altération soit circonscrite comme une lésion expérimentale, et qu'ensuite cette distinction même n'affirme aucune indication nouvelle aux moyens thérapeutiques. Si,

en cherchant à débrouiller le chaos des affections
cérébrales, nous avons considéré les maladies de
l'encéphale, suivant ses fonctions diverses, et les
avons exposées dans un ordre plus régulier, nous le
pensons du moins, en les classant suivant qu'elles
intéressent l'intelligence, les penchants, la mobilité
et la sensibilité, nous n'en avons pas moins été
obligés continuellement de revenir à l'étude des altérations elles-mêmes, et à puiser dans leur connaissance plus approfondie des inductions de détails
d'abord, et d'ensemble ensuite, sur le siége, la nature, la marche et le traitement de ces maladies
diverses, inductions qui peuvent être seules réellement utiles au praticien comme au physiologiste.

Nous appliquerons les mêmes principes aux maladies de la moelle épinière; c'est moins dans la
lésion fonctionnelle que dans la lésion anatomique
qu'il faut chercher des données positives, et sous
ce rapport, nous déclarons que nous allons suivre
entièrement le plan et la classification qu'Olivier,
d'Angers, a cru devoir adopter dans son traité clas-
sique sur cette matière, en y ajoutant toutefois les
recherches plus récentes qui ont pu être faites
par d'autres observateurs, notamment par MM. Cruveilhier et Velpeau.

Nous allons donc traiter successivement. 1° des
vices de conformation et des altérations de la moelle
chez le fœtus et les nouveau-nés; 2° de ses plaies,
contusions ou compressions brusques; 3° de sa compression lente ; 4° de ses congestions sanguines;
5° de sa congestion veineuse et intra-myélienne;
6° de l'apoplexie de la moelle; 7° de ses fluides ga-

zeux ; 8° de l'irritation spinale ; 9° de l'inflammation
de la moelle ; 10° de son atrophie et de son hypertrophie, et 11° des productions accidentelles et morbides développées dans son tissu ou dans ses membranes.

Nous aurons soin de nous aider de toutes les observations chimiques qui pourront éclairer chacune
de ces altérations ; et, avant d'entrer en matière,
nous croyons devoir exposer quelques considérations
préliminaires, dans un sujet aussi vaste et aussi
important.

S'il est vrai que la fréquence des maladies soit en
raison de l'activité fonctionnelle de l'organe, on doit
penser, au premier aspect, que les maladies de la
moelle sont plus communes chez les animaux que
chez l'homme, et que les affections du cerveau sont
au contraire, par la même raison, plus fréquentes
chez l'homme que chez les animaux ; c'est un résultat que l'observation vient, en effet, confirmer
chaque jour. Mais il ne faut pas oublier que chez
l'homme les commotions physiques ou morales du
cerveau vont retentir dans tout l'axe nerveux, et
qu'alors la moelle épinière est soumise à une soli-
darité d'influence qui peut expliquer la fréquence
et la gravité de ses lésions, même chez les person-
nes les plus paisibles, aussi bien que chez les hom-
mes dont l'intelligence est dans un état continuel
d'excitation. En effet, toutes les impressions, de
quelque genre qu'elles puissent être, sont d'abord
perçues par les hémisphères cérébraux, où elles se
répètent et se succèdent continuellement ; et quoique la moelle épinière les reçoive ensuite d'une

manière plus uniforme et toute secondaire, il n'en
est pas moins vrai qu'elles influencent fortement
cet organe, parce qu'en définitive le cerveau et la
moelle ne forment réellement qu'un seul centre nerveux, dont les éléments sont identiques. Il est vrai
que chez le cheval, par exemple, dont l'appareil
locomoteur est continuellement en action, on a observé de fréquents ramollissements de la moelle
épinière, et spécialement dans le renflement lombaire qui correspond au train de derrière, où se
trouve un centre continuel d'activité ; et que l'on
trouve aussi fréquemment des épanchements de
sang dans le canal rachidien chez d'autres animaux
soumis à une fatigue continuelle ou violente. Ici la
cause est trop appréciable et les faits sont trop évi-
dents, pour qu'on puisse les méconnaître ; mais ils
n'infirment en rien ce que nous venons de dire sur
l'influence que les affections cérébrales exercent
chez l'homme sur le développement des lésions de
la moelle.

L'étude des maladies des nouveau-nés vient encore à l'aide de cette vérité : chez eux, la moelle
est déjà dans un état d'organisation parfaite, tandis
que le cerveau n'est organisé que partiellement, et
ne présente même qu'une ébauche informe de ce
qu'il sera par la suite : la moelle épinière remplit
alors à elle seule toutes les autres fonctions de l'in-
nervation ; il en résulte qu'à cette époque de la vie,
les maladies de la moelle épinière sont accompagnées de symptômes plus graves que celles du cerveau proprement dit. Il est rare, en effet, qu'une
altération un peu profonde se prononce dans la

moelle sans déranger complétement toute l'économie, tandis que le cerveau peut être profondément altéré sans que la vie végétative en subisse de très-graves atteintes. On peut juger déjà, d'après ces premiers aperçus, que les maladies de la moelle épinière doivent être plus fréquentes qu'on ne le pense, puisqu'elles sont primitives ou secondaires, c'est-à-dire qu'elles reconnaissent une double cause presque directe. Ses connexions multipliées avec les viscères présidant aux fonctions organiques deviennent, d'une part, la source d'une infinité d'impressions qui peuvent ébranler fortement la moelle épinière ; et, d'autre part, il est arrivé souvent que des phénomènes provenant d'une altération directe de la moelle elle-même, ont été pris pour des affections primitives d'autres organes ; c'est sur ces apparences trompeuses qu'on a été conduit à supposer le siége du mal dans les organes dont les fonctions étaient troublées, tandis que ces symptômes n'étaient que l'expression d'une lésion du cordon rachidien, dont les nombreuses ramifications nerveuses se rendent à ces organes.

De là une des causes principales de l'obscurité du diagnostic dans les maladies de la moelle, et la croyance que ses maladies sont assez rares ; une observation plus attentive fait reconnaître au contraire qu'elles sont tout aussi fréquentes et se comportent de la même manière que celles du cerveau : seulement il est constant que les diverses altérations de la moelle épinière affectent bien plus souvent sa partie supérieure que sa partie inférieure, comme si l'extrémité lombaire participait moins aux influences

comme aux altérations de l'encéphale ; ensuite la
différence des fonctions dont est chargée la moelle,
dans ses régions crânienne, cervicale, dorsale et
lombaire, peut encore expliquer la fréquence relative
des altérations, suivant ces diverses régions.

Quoique les principaux symptômes qui accompagnent les lésions de la moelle épinière aient été signalés par les médecins de l'antiquité, ce n'est qu'à une
époque très-rapprochée de nous qu'on a sérieusement songé à rattacher à une altération de ce centre
nerveux quelques-uns des désordres fonctionnels,
qu'une connaissance plus superficielle attribuait vaguement au trouble général de l'économie. Baillou et
Hoffmann ont les premiers placé dans cette portion de
l'axe cérébro-spinal le point de départ des principaux phénomènes qui accompagnent la fièvre ; et
quand on songe sérieusement aux sentiments de frisson et de froidure dorsale, aux modifications de la
chaleur, au malaise général qui précèdent et qui
marquent le début d'un accès fébrile, on peut admettre aisément que la moelle épinière est modifiée,
sinon primitivement, du moins d'une façon très-
forte, quoique secondaire, par les altérations des
viscères, qui vont réagir sur elle, au moyen des
nerfs et des ganglions sympathiques.

L'histoire des maladies de la moelle épinière, pour
être complète, doit embrasser l'ensemble de ses altérations congénitales, accidentelles et spontanées.
Parmi les premières, il en est qui ne sont pas com-
patibles avec l'existence extra-utérine, et qu'on ne
peut rencontrer que dans l'embryon ou dans le
fœtus ; d'autres n'exerçant pas une influence aussi

immédiate sur la vie, n'occasionnent la mort qu'à
une époque plus ou moins éloignée de la naissance,
comme nous en verrons un exemple dans l'histoire
de l'hydrorachis avec spina-bifida.

La description de cette dernière maladie, établis-
sant la transition naturelle des altérations de la
moelle épinière chez le fœtus aux autres lésions du
même cordon chez l'enfant et chez l'adulte, sera
suivie de quelques considérations sur les affections
des centres nerveux chez les nouveau-nés ; ces considérations serviront à rendre plus complet le ta-
bleau des maladies de la moelle épinière dans les
différents âges, et pourront aussi fournir quelques
lumières à la physiologie pathologique de cet important organe. D'après le plan que nous venons de
tracer, nous allons donc commencer par l'exposition
des altérations de la moelle épinière chez l'embryon
et le fœtus, en suivant la classification que Béclard
et Olivier, d'Angers, ont adoptée pour ces anomalies morbides.

ARTICLE PREMIER.

DE L'ABSENCE DE LA MOELLE ÉPINIÈRE OU DE L'AMYÉLIE.

Quoique des faits assez nombreux démontrent la
possibilité de l'absence complète de la moelle épinière, cependant on n'a jamais vu cette partie du
système nerveux manquer entièrement seule, et sans
entraîner aussi l'absence d'autres centres : ainsi dans
l'amyélie, il paraît que le cerveau manque aussi

très-souvent ; du moins on ne possède pas d'observation authentique de fœtus privé de moelle épinière, mais ayant conservé son cerveau ; au lieu que
l'absence de l'encéphale a pu se rencontrer fréquemment sans celle du prolongement rachidien. Ce fait
tient d'ailleurs à la structure même du système
nerveux ; il est la conséquence naturelle du mode
de développement de ces deux axes du système cérébro-spinal.

Clarke est le premier médecin qui ait rapporté
un exemple d'absence totale du système nerveux ou
d'aneurie, et ce fait est trop singulier pour n'être
pas reproduit, du moins dans ses dispositions principales et les plus curieuses.

Il s'agit d'un fœtus monstrueux, renfermé dans les
membranes chorion et amnios, et pourvu d'un cordon ombilical qui se rendait au placenta uni à l'utérus ; ce fœtus était ovoïde, aplati, long de quatre
pouces, et large de trois. Une membrane cutanée,
bien organisée, l'enveloppait : sa surface était sur-
montée de quatre appendices, dont l'un, supérieur,
ressemblait à un pied imparfait, et l'intérieur ne
présentait qu'un orteil et deux petits doigts.

A côté du cordon ombilical, il existait un prolongement digitiforme, long de trois à quatre pouces,
et dans lequel se trouvaient des os désarticulés. La
dissection fit reconnaître dans l'intérieur de cette
masse informe un fémur, un tibia, un péroné ; le
pied supérieur était articulé avec ces deux derniers
os ; les os coxaux étaient de grandeur normale, et
une petite portion d'intestin terminée en cul-de-sac
adhérait à l'articulation sacro-coxale. Les autres

parties molles de la masse avaient une apparence charnue, sans présenter néanmoins quelque plan de fibres régulières. Le cordon ombilical ne contenait qu'une seule veine, qui se terminait vers l'os coxal par un grand nombre de branches se distribuant dans les parties voisines ; il n'existait ni tête, ni vertèbres, ni côtes, ni cœur, ni poumons, ni rien d'analogue à l'encéphale, à la moelle épinière ou aux nerfs.

Cette observation tendrait à prouver que non-seulement la formation des nerfs ne dépend pas de celle des vaisseaux, mais encore que l'absence du système nerveux coïncide avec l'imperfection de développement dans l'organisme entier, imperfection qui, suivant Meckel, Béclard et Tiedmann, résulte elle-même de cette absence du système nerveux.

On a pu observer, au contraire, des cas assez nombreux d'absence simultanée du cerveau et de la moelle, ou d'*amyélencephalie*, comme l'appelle Béclard.

Ruisch a fait la description d'un fœtus monstrueux de neuf mois, dont le crâne n'avait ni cerveau ni cavité, et dont l'épine, divisée en deux parties supérieurement, ne contenait point de moelle épinière. Morgagni rapporte une observation de Vasalva, plus détaillée et plus positive : le fœtus offrait un spina-bifida complet; « on ne put trouver, dit-il, aucune trace de la moelle ou du cerveau qui donnât naissance aux nerfs; ceux-ci, du reste, se portaient naturellement dans le ventre, dans la poitrine et dans les membres. En poursuivant les plus gros nerfs, les cruraux par exemple, on voyait, en approchant de l'épine, qu'ils devenaient insensiblement plus petits, qu'ils se fixaient bien à l'épine, mais que dans toute la longueur de celle-ci, il n'y avait ni moelle épinière, ni même aucune cavité par laquelle la moelle épinière pût être embrassée. »

Lithe parle d'un fœtus de huit mois chez lequel aussi il n'y avait pas de traces de cerveau ni de moelle; mais ce qui est assez remarquable, c'est que, suivant cet auteur, les deux membranes du cerveau et de la moelle existaient dans toute leur étendue, quoique complétement vides; le fœtus était bien formé. Fauvel fit voir à l'Académie, en 1711, un fœtus sans cerveau ni cervelet, ni moelle épinière, quoique bien conformé d'ailleurs; il avait vécu deux heures, et donné quelques signes de sentiment quand on lui versa de l'eau sur la tête : on ne peut nier que dans ce cas, le grand sympathique ait seul présidé à ces actes fonctionnels. Méry rapporte l'observation plus extraordinaire d'un fœtus mâle qui, n'ayant ni cerveau ni moelle, vécut vingt et une heures, et prit quelque nourriture. Burgoin a décrit un fœtus né à terme, mais mort, dépourvu de crâne, de cou, de moelle épinière et des nerfs qui en partent. Belgrand a observé aussi un fœtus de huit mois, qui vécut quatre heures, sans cerveau, sans cervelet ni moelle allongée, ni moelle spinale : une tumeur remplie de sérosité occupait la région des quatre premières vertèbres, qui étaient écartées; ce dernier fait nous paraît incomplet.

On peut remarquer, à ce sujet, que l'on trouve dans les recueils d'observations plusieurs cas analogues à ce dernier, c'est-à-dire anencéphalie sans spina-bifida complet. On sait que les premières

vertèbres cervicales sont le plus ordinairement divi-
sées ; mais il est très-rare aussi que la moelle épinière manque, quand le canal vertébral existe, et
l'on trouve ordinairement la moelle dans la portion
du canal qui n'est pas divisée. Souvent il arrive que
les recherches s'arrêtent à la portion qui est la plus
visible, et alors on en conclut à tort à l'absence totale de la moelle ; c'est ainsi qu'on ne peut accepter
entièrement un fait rapporté par Sue : « Il s'agit
» d'un fœtus dont le canal vertébral était ouvert
» depuis la huitième vertèbre du dos, pour former
» la bifurcation de l'épine, à la fin de laquelle le
» canal recommençait, et se continuait dans l'os sa-
» crum ; il était parfaitement vide de moelle. » Cependant, Malacarne dit aussi qu'il existe dans le cabinet
de Padoue le squelette d'un fœtus qui était privé de
cerveau, de moelle épinière, et dont le rachis était
ouvert jusqu'au sacrum.

Le fait observé par M. Lallemand présente beaucoup plus de précision. Le fœtus, du sexe masculin,
présentait postérieurement un espace triangulaire
qui s'étendait de la base du crâne au sacrum, et latéralement d'une omoplate à l'autre ; la peau, dans
cet intervalle, était remplacée par les débris de l'a-
rachnoïde et de la pie-mère, et tout le long de la
colonne vertébrale par la dure-mère de la moelle,
étalée en surface, en sorte qu'il n'existait pas plus
de canal vertébral, que de cavité crânienne ; à la
surface de la dure-mère on voyait deux rangées de
tubercules blanchâtres, de la grosseur d'une tête
d'épingle, répondant à chaque espace intervertébral,
auxquels aboutissaient les nerfs du cou, du dos et

des lombes; les racines des nerfs manquaient, comme la moelle; en soulevant de chaque côté la dure-mère après l'avoir fendue, on voyait ces nerfs partir de cette membrane, pour se rendre aux différents trous de conjugaison. On ne put savoir si ce fœtus avait donné quelques signes de vie immédiatement après la naissance.

Geoffroy Saint-Hilaire a publié une observation du même genre, et dont les détails sont analogues : seulement les nerfs rachidiens présentaient une disposition différente de celle qui est décrite dans le fait précédent ; il n'y avait pas de renflements ganglionaires, mais les nerfs étaient distincts et isolés les uns des autres.

Il est constant que dans toutes les observations d'amyélie, on voit le spina-bifida concorder avec l'absence de la moelle et avec celle du cerveau : ce dernier organe manque toujours, quand la moelle manque, et cela à cause de son mode de développement, comme nous l'avons dit. On ne connaît que deux exemples du contraire, et encore sont-ils trop incomplets pour en déduire quelque induction positive. Morgagni rapporte d'après Rayger, que chez deux fœtus à terme, le cerveau était très-difforme, mais non pas détruit ; tandis que chez tous deux la moelle épinière manquait, ou du moins n'était que du sang coagulé, ou quelque chose de semblable à du sang coagulé !!!

En résumant ce qu'on sait de plus positif sur cette monstruosité de la moelle, et surtout en rapprochant les faits anciens des observations plus récentes, on voit que dans l'amyélencéphalie, ou dans l'absence

simultanée du cerveau et de la moelle, on trouve
fréquemment, à la place de ces organes, une poche
d'une forme plus ou moins irrégulière, occupant
la partie supérieure et postérieure de la tête, se
continuant plus ou moins bas tout le long du
rachis, et remplie d'un liquide jaunâtre et vis-
queux.

Il arrive souvent que l'on ne peut rien observer
de semblable, parce que la poche se rompt pendant
l'accouchement; alors on ne trouve plus que des
lambeaux irréguliers qui attestent qu'elle existait,
mais on ne rencontre aucune trace de cerveau ni de
moelle rachidienne. La gaîne membraneuse qui semble les suppléer est formée en avant par la base du
crâne et la face postérieure du corps des vertèbres,
sur lesquelles s'appliquent d'abord la dure-mère,
puis l'arachnoïde et la pie-mère. La peau se termine
ordinairement le long des parties latérales de la poche, en s'amincissant insensiblement. La dure-mère
forme quelquefois la totalité de la poche, en se pro-
longeant en arrière; d'autres fois, elle se termine en
diminuant graduellement d'épaisseur sur les côtés;
souvent c'est la pie-mère seule qui forme la paroi
postérieure de la poche membraneuse, et sa ténuité
explique pourquoi elle est toujours rompue, lors de
l'expulsion du fœtus. L'arachnoïde disparaît et semble employée à l'union des deux autres membranes,
ou bien elle est confondue avec l'une d'elles. La
disposition des racines des nerfs est variable : tantôt c'est une série de petits tubercules blanchâtres,
placés vis-à-vis les trous intervertébraux; tantôt ce
sont des filaments adhérents aux enveloppes de la

membrane dans laquelle ils semblent se confondre, tout en restant isolés les uns des autres.

L'écartement des os se fait remarquer dans une partie du rachis ou dans toute sa longueur; mais il ne détermine pas toujours l'étendue du sac membraneux, qui forme alors une tumeur extérieure. Il ne faut pas induire de ce qui précède que le spina-bifida complet est une conséquence nécessaire de l'absence ou de la destruction de la moelle épinière. On a prétendu vainement qu'il existe un rapport direct entre le développement des parties contenantes et celui des parties contenues chez l'embryon, et certains auteurs en ont conclu que lorsque le crâne ou le canal rachidien n'existaient pas, le cerveau et la moelle manquaient; mais cette assertion est contredite par des exemples où l'on remarque des absences partielles ou complètes du cerveau avec intégrité de la cavité crânienne, et de spina-bifida, avec présence d'une moelle d'une structure et d'une conformation normales, comme l'ont observé Dugès et Billard.

Les apophyses, dans le spina-bifida, sont déjetées de côté; le corps des vertèbres est élargi, quelquefois double; le cou est raccourci, et il peut manquer plusieurs vertèbres; la tête est ordinairement renversée sur les épaules. Le raccourcissement du col, et par conséquent le rapprochement de la tête et du tronc chez les anencéphales, ne dépend pas seulement de l'absence de quelques vertèbres; il est dû souvent à une déviation latérale ou antéro-postérieure de cette portion du rachis. C'est lorsque la courbure a lieu d'arrière en avant, que la face se trouvant tirée directement en haut, a fait donner à ces fœtus monstrueux le nom d'uranoscopes.

D'après les faits qui viennent d'être rapportés, il est certain qu'on peut observer une absence complète de la substance de la moelle épinière. Mais le liquide qui la remplace ne peut-il pas être regardé comme cette même substance à l'état rudimentaire? N'est-ce pas ce liquide et l'intégrité du conduit membraneux (1), comme l'observe Olivier, d'Angers, qui est la cause réelle des mouvements d'une force ordinaire dans les fœtus humains qui sont nés, en apparence, sans système cérébro-spinal? Et alors ce fluide ne remplit-il pas les fonctions de la moelle épinière jusqu'au moment où la poche vient à se rompre, soit avant, soit après l'accouchement?

Ces diverses questions, si on voulait physiologiquement les résoudre, pourraient éclairer la véritable cause de l'amyélie. Nous avons vu que la cavité encéphalo-rachidienne est remplie, dans le principe, par un fluide limpide, et que les recherches des meilleurs observateurs tendent à confirmer l'opinion que ce liquide remplit alors la place de la substance nerveuse et doit en tenir lieu. C'est ainsi que, si l'on examine un poulet au sixième jour de l'incubation, on le trouve, suivant Geoffroy-Saint-Hilaire, sous le rapport du cerveau, présentant tous les caractères d'un anencéphale, avec une poche très-distendue et toute pleine d'un fluide aqueux, à la région occipitale.

Geoffroy-Saint-Hilaire admet, d'après ce fait d'em-

_____

(1) *Traité des maladies de la moelle épinière*, tome Ier, page 72.

bryologie que le cerveau et la moelle épinière commencent par l'état rudimentaire et permanent des
amyélencéphales ; que la sérosité est le premier
produit des vaisseaux sanguins, qu'elle remplit d'a-
bord les membranes encéphalique et rachidienne,
et qu'ainsi le fluide préexiste à toute substance
médullaire, d'où il conclut qu'il n'y a pas eu, à proprement parler, d'absence de moelle rachidienne ou
de substance cérébrale dans les cas où on le sup-
pose, mais que, par un vice de sécrétion encore
inconnu, ces parties sont restées à l'état liquide
dans les premiers temps de leur formation. Cette
opinion a été émise par d'autres observateurs, par
Huber, Malpighi et Bellini. Du reste Morgagni dit
aussi positivement que cette disparition de la substance nerveuse est le résultat d'une hydropisie interne de ces organes ; que les cas où l'on a observé
un canal distendu par l'eau sont autant d'exemples
des différents degrés de l'hydropisie, dont l'accroissement détruit la moelle épinière. Il est certain que
beaucoup de faits tendent à établir que la moelle,
après sa formation, peut être détruite plus ou moins
complétement par suite de l'accumulation anormale de
liquide, soit dans l'intérieur même du tissu de la
moelle, soit dans les membranes. Si l'hydropisie occupe
la cavité des membranes seulement, l'écartement des
os a lieu sans que la moelle épinière soit altérée,
et la défectuosité se borne aux membranes et au
conduit osseux ; si au contraire l'hydropisie occupe
à la fois les enveloppes et le centre de la moelle
épinière, l'épanchement de liquide augmentant graduellement, détermine l'extension successive de

toutes ces parties, puis la rupture de l'étui membraneux, et la destruction de la moelle en est évidemment la conséquence.

Cette explication admise et développée par Béclard, et que l'observation a démontré depuis longtemps, a conduit à reconnaître que de toutes les
maladies du fœtus, l'hydrorachis est la plus fréquente.

Dugès a confirmé, par des faits nouveaux, cette
théorie de la formation désorganisatrice du centre
céphalo-rachidien. Entre autres exemples, il rapporte un cas, où, indépendamment d'une déviation
remarquable du rachis, un spina-bifida complet
s'étendait jusqu'à la terminaison du sacrum, qui
était aussi bifide; et la moelle épinière intacte était
plongée dans toute l'étendue de cette gouttière et
se terminait en haut par une extrémité bifurquée,
se confondant avec la masse celluleuse qui occupait
la région cervicale. Dans un autre cas, il existait
aussi un spina-bifida complet avec une courbure
tellement prononcée en avant de tout le rachis, que
cette tige osseuse constituait, avec les côtes, le
fond d'une grande cavité placée entre la tête et le
bassin. La moelle épinière, bien conformée, occupait le fond de cette gouttière sinueuse. On voit,
dans ces deux cas, l'altération se borner aux enveloppes de la moelle, et ces dernières être seules détruites, tandis que le cordon rachidien lui-même
n'éprouve aucune altération dans sa structure.

Il n'en est pas ainsi lorsque l'accumulation anormale du liquide occupe le centre de la moelle épinière; toute la substance nerveuse peut disparaître

quand les membranes viennent à se rompre. San-
difort a vu un fœtus sans cou, dont la tête était
fortement comprimée et l'occiput renversé en arrière ; son rachis, converti en gouttière, était recouvert par une poche remplie de liquide et qui elle-
même était contenue dans l'intérieur de la moelle.
Il est évident, dans ce cas, qu'il suffit de la rupture
de l'étui membraneux pour entraîner avec le liquide
la substance médullaire rachidienne et pour déterminer ainsi l'amyélie. On concevra facilement que
le mode de développement du système cérébro-
spinal étant comme une prédisposition à l'hydropisie, et que l'accumulation du liquide pouvant occasionner ultérieurement la destruction des centres
nerveux, cette double circonstance jointe aux autres
effets que détermine l'accumulation de la sérosité
dans la cavité encéphalique devient une des causes
les plus efficaces des monstruosités, soit dans le
cerveau même, soit dans la moelle épinière.

A l'appui de cette dernière opinion, Olivier, d'Angers, ajoute une remarque dont il réclame toute la
priorité : c'est que jusqu'à présent on n'a pas trouvé
cette dernière montruosité chez l'embryon, tandis
que tous les fœtus atteints d'amyélie étaient au
septième, huitième ou neuvième mois de leur vie
intra-utérine. Cette particularité lui paraît démontrer
clairement que les causes qui amènent l'absence ou
la destruction de la moelle épinière ne se développent qu'à une époque plus ou moins éloignée de sa
formation première.

II.

IMPERFECTION DE LA MOELLE, ATÉLOMYÉLIE.

Ces imperfections sont : 1º la déformation plus ou moins variée de l'extrémité supérieure de la moelle, lorsque le cerveau manque, *anencéphalie*, ou quand une portion plus ou moins considérable du tronc n'existe pas, *acéphalie*; 2º sa division plus ou moins étendue en deux moitiés ; 3º sa duplicité, lorsque le rachis est unique dans une certaine longueur, et qu'il se bifurque, soit pour supporter deux têtes, soit pour former en bas deux troncs isolés; 4º les variétés dans sa longueur et sa largeur; 5º l'existence d'un canal dans son intérieur ; 6º l'hydropisie congénitale de la moelle et de ses enveloppes membraneuses.

Ces variétés de l'atélomyélie sont souvent accompagnées de vices de conformation de la colonne rachidienne, que Béclard désigne sous le nom d'atélorachidie.

ANENCÉPHALIE.

Lorsque l'anencéphalie est complète, c'est-à-dire qu'il n'existe aucune trace des lobes cérébraux, du mésocéphale et du cervelet, la partie supérieure de la moelle épinière ou le commencement de la moelle allongée offre une configuration qui est à peu près toujours la même. Olivier, d'Angers, rapporte sur ce mode d'altération deux observations propres à la bien faire connaître.

Dans la première, on voit une femme accoucher à peu de distance de deux enfants, dont l'un anencéphale, bien conformé; deux heures après sa naissance, il criait encore, suçait le doigt, agitait ses membres ; au bout de trois heures, la respiration devint lente, et il mourut bientôt dans un véritable état d'asphyxie. A l'autopsie, ce médecin trouva que la base du crâne était occupée par une masse ovoïde, inégale, mamelonnée, recourbée en arrière et couvrant l'orifice d'un pertuis correspondant avec la partie supérieure de la cavité du canal rachidien, et l'ouverture fistuleuse était remplie par une sérosité limpide et incolore. Cette masse correspondait à la selle turcique : une membrane dense et fibreuse, comme la dure-mère, tapissait les os ; les nerfs optiques formaient deux petits tubercules blancs; au centre de la partie postérieure de chaque globe oculaire on voyait deux renflements allongés des nerfs olfactifs, étendus sur la lame criblée de l'ethmoïde. Il n'y avait pas de spina-bifida, et la première vertèbre cervicale formait le contour inférieur de cette cavité infundibuliforme, où se trouvait l'orifice du pertuis et où commençait la moelle épinière. Sa partie supérieure naissait insensiblement d'une substance pulpeuse, d'un brun rougeâtre : à la place de la protubérance annulaire il y avait une lamelle de substance grise, recouverte d'une membrane ténue, et semblable à la pie-mère.

Au-dessous de cette lame, la moelle épinière s'élargissait, et sa forme était analogue à celle du bulbe rachidien; on voyait sur les côtés deux cordons renflés se diviser en trois branches : une, supérieure, qui pénétrait dans le conduit auditif interne ; une, interne, qui constituait la huitième paire, et la troisième, interne, se réunissait à celle du côté opposé sur les côtés du sillon médian de la face antérieure.

Au-dessous de cette trifurcation, les bandes latérales étaient plus larges, plus épaisses, formaient les côtés du quatrième ventricule et correspondaient ainsi aux corps olivaires et aux corps restiformes... Le reste de la moelle n'offrait rien de particulier ; elle descendait jusqu'au milieu du corps de la deuxième vertèbre lombaire.

Dans la seconde observation, la partie supérieure de la moelle spinale présentait absolument la même apparence et la même disposition que dans ce premier cas. La seule différence était que le quatrième ventricule, plus étalé, s'étendait jusqu'aux premières vertèbres dorsales et paraissait à découvert, à cause d'un spina-bifida de la portion cervicale du rachis.

On voit dans ces deux cas à la fois un exemple d'atélomyélie, qui prouve l'indépendance des diverses parties du système nerveux chez le fœtus, et la possibilité que l'une supplée à l'autre. Ainsi, le premier enfant exerçait des mouvements des membres et de succion, quoiqu'il n'existât pas un seul rudiment d'encéphale ni de moelle allongée ; c'était donc d'une partie de bulbe et de la moelle que partait l'influence nerveuse qui le faisait crier, mouvoir, sucer, et qui a prolongé sa vie pendant quelques heures.

ACÉPHALIE.

Béclard a décrit un grand nombre de cas d'acéphalie dans un mémoire publié dans les Bulletins de la Faculté ; mais il n'en est qu'un petit nombre dans lesquels il soit question de la manière dont se termine la moelle épinière. Dans les deux observations rapportées par M. Gilibert, on voit un cas d'acéphalie complète ; mais il dit seulement qu'il n'y avait plus de vertèbres cervicales, et que la moelle était amincie en haut, et ne fournissait que les trois premières paires dorsales. Tiedmann a donné la description d'un fœtus acéphale, chez lequel l'extrémité supérieure de la moelle formait une ampoule conique contenant une matière semblable à de la substance médullaire diffluente.

Dans l'acéphalie, il existe un mamelon fongueux, ou bien quelque kyste séreux sur le sommet du rachis, semblable à l'altération décrite plus haut. Les causes de ce vice de conformation sont les mêmes que celles de l'amyélie ; il résulte d'un arrêt de développement ou d'une atrophie accidentelle, suite d'une désorganisation inflammatoire. Sur un fœtus, venu à terme, Mayer, de Bonn, a trouvé dans la cavité crânienne un vide de deux lignes, entre le crâne et le cerveau : là, plusieurs circonvolutions avaient une consistance cartilagineuse ; la moelle épinière se terminait par une extrémité mousse au niveau de la douzième vertèbre dorsale.

DIVISION DE LA MOELLE EN DEUX MOITIÉS LATÉRALES OU DIASTÉMATOMYÉLIE

Chez l'embryon normal, la moelle épinière est composée d'abord de deux filets aplatis, simplement contigus, et dont la réunion n'est complète qu'au quatrième mois. Cette division, qui n'est que momentanée, peut persister, et coïncide quelquefois avec l'anencéphalie. D'anciens auteurs en rapportent quelques exemples ; mais nous préférons nous éclairer des faits recueillis par les observateurs modernes.

Voici un cas curieux rapporté par Billard, dans lequel la diastématomyélie est complète, et se complique de spina-bifida et d'anencéphalie :

Sur un fœtus de huit mois environ, anencéphale et bifide, dans toute l'étendue du rachis, la base du crâne était recouverte d'une espèce de capuchon pendant le long du dos, et formé d'une membrane mince et rouge ; la moelle épinière consistait en deux petits filets blancs assez solides, contigus, et du volume chacun d'une plume de corbeau, se terminant intérieurement, à la hauteur des premières vertèbres lombaires, par un très-grand nombre de filets comme la queue d'un cheval. Il naissait, de chaque côté de ces deux cordons, un grand nombre de fibrilles nerveuses isolées à leur origine, et n'offrant pas de ganglion près du trou de conjugaison, et se rendant au trou intervertébral sans changer de volume. On ne sut pas si ce fœtus avait donné quelques signes de vie à sa naissance.

Quelques auteurs ont observé une division moins

complète de la moelle épinière et bornée, soit à la partie supérieure, soit à la partie inférieure de la moelle.

Neil rapporte un exemple singulier d'une division congéniale du corps calleux, que nous allons reproduire en l'abrégeant.

Une idiote de trente ans meurt subitement d'une congestion cérébrale : il y avait peu de sérosité dans la cavité crânienne ; mais le corps calleux présentait une solution de continuité dans toute la longueur de sa partie moyenne, ou plutôt cette partie manquait entièrement, de sorte que les deux couches optiques étaient à découvert, et les deux lobes cérébraux n'étaient joints que par ces deux couches : il n'y avait pas de cloison transparente. Quoique ce fait curieux ne soit qu'accessoire ici, il n'en prouve pas moins que l'espèce de défectuosité qu'il signale est le résultat d'un arrêt de développement, comme presque toutes les monstruosités que nous avons déjà passées en revue. Aussi remarque-t-on que la diastématomyélie est surtout fréquente dans la partie supérieure de l'organe, où les deux moitiés se rapprochent le plus tardivement.

III.

DUPLICITÉ DE LA MOELLE ÉPINIÈRE OU DIPLOMYÉLIE.

On voit assez souvent des fœtus monstrueux présenter deux têtes sur un seul tronc, et chez lesquels la moelle épinière se bifurque plus ou moins haut. Lémery décrit un fœtus double jusqu'à la troisième vertèbre cervicale; le rachis des deux côtés ne se confondait qu'à cette hauteur. Galler a rassemblé plusieurs observations analogues; mais dans tous les exemples de monstruosités, on a pas tenu compte de la disposition de la moelle épinière. Ce n'est que dans l'observation de Lavialle qu'on trouve des détails anatomiques assez précis : le rachis du fœtus double n'était pas bifurqué; il y avait deux colonnes vertébrales, isolées dans la région cervicale, mais ensuite appliquées l'une à l'autre, jusqu'au bassin, qui était unique : on trouva une moelle épinière dans chaque canal rachidien; tous les nerfs, naissant du côté correspondant à la jonction longitudinale des deux rachis, étaient très-petits; ils diminuaient d'autant plus de grosseur qu'ils étaient plus inférieurs, en sorte qu'ils étaient réduits à de simples filets, au bas de chaque colonne vertébrale. Suivant M. Serres, on trouve dans la diplomyélie, à l'endroit où les deux moelles épinières se joignent, un canal qui s'étend jusqu'à la terminaison de la moelle unique, et, sur certains embryons dont le cou est surmonté de deux têtes, la portion cervicale de la moelle est plus grosse et le canal est plus large et ouvert dans cet endroit.

IV.

VARIÉTÉS DANS LES DIMENSIONS DE LA MOELLE.

C'est surtout dans le spina-bifida que l'on a observé l'excès de longueur de la moelle épinière, parce que ce prolongement conserve les proportions

qu'il a dans les premiers temps de la vie fœtale. En
effet, la moelle doit remonter ou subir son mouvement d'ascension, à mesure que le rachis s'accroît,
au lieu que dans le spina-bifida l'accroissement de
la moelle a continué pendant que celui du rachis
s'est arrêté. Béclard a vu ce cordon nerveux se prolonger en pointe jusqu'au sacrum, qui était bifide
chez un fœtus venu à terme.

Quant à l'excès de largeur de la moelle, il n'en
existe que peu d'exemples, et cette largeur résultait
plutôt d'un défaut de jonction des deux bande-
lettes qui la forment primitivement, que d'une lésion
particulière. Ainsi, dans un fœtus décrit par Manget,
la moelle épinière offrait une grande largeur, en
même temps qu'elle était fendue postérieurement, et
l'on pouvait bien juger dans ce cas que l'excès de
largeur n'était dû qu'à cette division incomplète. On
a vu sur un autre fœtus anencéphale le rachis entier
nullement bifide, mais rempli d'une moelle épinière
étalée comme une bande unique.

L'hypertrophie de la moelle épinière a été observée dans quelques cas. Ucelli a remarqué, chez un
fœtus qui manquait des membres supérieurs, et
dont le crâne manquait en partie de sa voûte osseuse, que la moelle épinière était double de sa
grosseur ordinaire. Il paraît, du reste, constant,
suivant M. Serres, que certaines parties de la
moelle sont en rapport, dès l'origine, avec le volume des nerfs qui doivent en partir plus tard
ainsi chez un embryon né sans membres inférieurs,
le renflement lombaire n'existait pas ; sur un autre,
l'absence des membres supérieurs correspondait à

l'absence du renflement cervical. Si cette corrélation était constante, il en résulterait que les deux renflements de la moelle peuvent manquer ensemble, quand l'embryon est réduit au torse; sur ce point, les faits font encore défaut.

V.

CAVITÉ CENTRALE DANS LA MOELLE ÉPINIÈRE OU SYRINGOMYÉLIE.

Quoique plusieurs anatomistes n'admettent pas de canal dans l'intérieur de la moelle à l'état normal, il n'est pas moins positif que ses altérations y révèlent quelquefois l'existence d'une cavité plus ou moins large. Brunner trouva, sur un enfant affecté de spina-bifida avec hydrorachis, la moelle épinière perforée d'un canal rempli d'eau. Morgagni a fait la même observation sur le cadavre d'un pêcheur vénitien. Portal en rapporte aussi un exemple remarquable, il s'agit d'un individu affecté d'abord d'un engourdissement des extrémités inférieures qui se paralysèrent bientôt; ensuite la même progression morbide s'observa sur la motilité des bras; le malade mourut dans un état comateux. A l'autopsie, on vit dans la moelle épinière un canal qui se prolongeait jusqu'à la troisième vertèbre dorsale et rempli de liquide, ainsi que la base du cerveau. Sérac parle d'un cas semblable. Gall a rencontré, sur un fœtus affecté d'hydrorachis, un canal dans chacune des moitiés latérales de la moelle; ils remontaient de la région lombaire jusqu'aux pédoncules du cer-

veau, et formaient dans l'intérieur des couches optiques une cavité de la forme et de la grosseur
d'une amende : ils ne contenaient aucun liquide.
M. Calmeil a vu aussi quelques exemples remarquables de cette difformité.

VI.

HYDRORACHIS CONGÉNIALE.

Cette affection est caractérisée par une ou plusieurs tumeurs situées sur la longueur du rachis;
elle est commune à l'hospice de la Maternité. Billard,
dans une seule année, a pu l'observer sept fois.
La tumeur spinale est tantôt arrondie, tantôt en
forme de bourse; elle peut être bilobée, présenter
l'apparence ovoïde, ou former le long du rachis une
saillie longitudinale plus ou moins renflée. Sa grosseur varie depuis celle d'une noisette jusqu'à celle
de la tête d'un enfant à terme. Quelquefois, la tumeur est transparente ou opaque, et assez rénitente; la couleur de la peau n'est pas ordinairement
altérée; ce n'est que dans le cas où elle acquiert un
certain volume, que les téguments sont amincis,
violacés ou rougeâtres, dans le centre de la tumeur:
quelquefois les téguments sont ridés, déprimés irrégulièrement, ou offrent tous les caractères d'une
cicatrice enfoncée. On trouve alors des adhérences
celluleuses entre cette partie de la peau et les nerfs
lombaires. Le siège de la tumeur est plus souvent
aux lombes, moins fréquemment au dos, souvent
dans ces deux régions à la fois; rarement, elle est

placée au cou, à moins que le crâne ne soit bifide; on l'observe assez souvent au sacrum. Quand il y a plusieurs tumeurs, en pressant l'une d'elles, on cause un gonflement et une distension dans les autres; s'il existe une hydrocéphalie, on produit le même effet en pressant la tête, et lorsque l'on vient à comprimer la tumeur, on produit l'assoupissement et tous les accidents de la compression du cerveau, par suite du refoulement du liquide vers cet organe. La position de l'enfant fait aussi varier l'état et l'apparence de la tumeur : elle est ordinairement dure et rénitente dans la position verticale ; elle devient molle et flasque, quand la tête est placée sur un plan incliné ; toutefois, il ne faut pas croire que l'on observe toujours cette communication libre du canal rachidien dans la cavité crânienne, et réciproquement.

Les mouvements respiratoires produisent souvent aussi un changement remarquable dans la tumeur, qui se gonfle pendant l'inspiration et s'affaise pendant l'expiration. M. Cruveilhier a remarqué cette distension de la tumeur sous l'influence de la respiration et des cris de l'enfant ; il y a même observé de légers mouvements isochrones à ceux du pouls, et qui provenaient sans doute de la dilatation et du resserrement alternatifs des vaisseaux méningiens à chaque afflux de sang. Enfin, on trouve quelquefois, dans le voisinage de la tumeur, des masses hydatidiformes, des kystes séreux, des fongosités mollasses, rouges, analogues à celles qu'on observe sur la base du crâne dans l'anencéphalie.

La peau, comme nous l'avons dit, est quelquefois

mince et transparente sur la tumeur, et présente
des marbrures violettes ou brunâtres : quand l'enveloppe cutanée manque, ce qui s'observe rarement,
la poche est alors formée seulement par la dure-
mère, l'arachnoïde et la pie-mère. Cette dernière
membrane est plus épaisse et recouverte de nombreux vaisseaux sanguins très-injectés, qui lui
donnent une couleur rouge uniforme. Souvent les
enveloppes sous forme de névrilèmes qu'elle fournit
à chaque nerf sont appliquées à sa surface, où elles
forment des stries sensibles ; enfin, les enveloppes
de la tumeur peuvent être aussi flétries, ridées,
comme une véritable cicatrice.

L'imperfection des vertèbres se remarque toujours
alors et présente trois anomalies bien caractérisées,
suivant Fleischmann : 1° la division de toute la
vertèbre et même de son corps ; 2° l'absence d'une
partie plus ou moins grande des arcs latéraux ; 3° le
défaut d'union des arcs bien développés. Ces trois
états peuvent aussi exister indépendamment de
l'hydrorachis, et dans une ou plusieurs vertèbres à
la fois. On rencontre rarement la première variété ;
on trouve seulement deux points osseux isolés ou
un sillon vertical plus ou moins profond. Zwinger
a trouvé le corps des vertèbres lombaires divisé
ainsi par un sillon profond qui pénétrait très-près
de la face préspinale.

Quant à la seconde variété, il en existe de nombreux exemples. Quelquefois tous les arcs manquent
d'un côté, ou des deux côtés à la fois ; rarement il
n'y en a que quelques-uns ; tantôt, ils sont soudés
ensemble d'un même côté en plus ou moins grand

nombre ; tantôt on observe, chez des fœtus bien conformés du reste, l'absence d'un ou de plusieurs arcs. Quand il n'y en a qu'un, alors la tumeur spinale est piriforme, et comme pédiculée, si elle a pris un certain accroissement. Enfin, lorsque les arcs sont bien développés, mais sans être réunis, leur écartement peut être seulement de quelques lignes, comme Ruisch l'a observé, et ne former qu'un seul trou. Dans le cas que cet auteur rapporte, l'ouverture qui existait à la région lombaire était si petite qu'elle n'aurait pu contenir un pois. Dans un autre exemple rapporté par Issenflamm, ce vice de conformation était borné à l'une des vertèbres cervicales ; la tumeur de l'hydrorachis avait son siége à la première vertèbre, qui, par sa structure et sa position avec les parties voisines, semble être moins susceptible d'offrir un spina-bifida isolé : l'arc postérieur de l'atlas était complétement divisé ; ses deux branches étaient écartées l'une de l'autre à la distance d'un demi-pouce, tandis que les autres vertèbres n'offraient aucune trace de difformité.

Il arrive d'autres fois que les arcs sont déjetés en dehors, en sorte que la vertèbre est comme étalée, et que la face postérieure de son corps forme un plan continu de chaque côté avec les lames.

En général, les imperfections de la colonne vertébrale ne dépendent pas nécessairement de la moelle ; on en observe souvent sans qu'il y ait altération dans le cordon rachidien. Elles dépendent encore moins, dans la bifurcation du rachis, d'un arrêt de développement, puisque les lames des ver-

tèbres existent ordinairement ; seulement elles sont
rejetées en dehors, au lieu de se joindre en arrière ;
la défectuosité provient donc de la déviation de ces
lames osseuses.

Billard signale encore une autre imperfection,
indépendante, il est vrai, du spina-bifida, qui consiste dans le défaut de développement de l'apophyse
épineuse, de sorte que les lames existent seules et
sont unies par leurs extrémités. L'apophyse épineuse
manque complétement, mais le canal vertébral est
régulier.

Le liquide de l'hydrorachis est en général analogue à celui des autres hydropisies séreuses, et
surtout à celui de l'hydrocéphalie. Sa quantité est
variable ; son aspect est tantôt limpide, plus ou moins
jaune, tantôt sanguinolent et noirâtre, purulent ou
fétide.

C'est ordinairement dans la cavité arachnoïdienne
que s'accumule le liquide, quoique l'on en trouve
aussi entre cette membrane et la pie-mère. A mesure que cette accumulation augmente, la membrane séreuse est distendue dans la portion lombaire, et c'est alors sans doute que la distension
progressive fait rompre la membrane et que le
liquide pénètre alors dans l'intérieur de la cavité de
l'arachnoïde. Dans le cas où les parois de la poche
sont formées en grande partie par la membrane
propre à la moelle, lorsque le canal vertébral est
bifide dans toute son étendue, il paraît que l'accumulation de sérosité se fait d'abord dans la cavité
centrale de la moelle et détermine ensuite la rupture
de la pie-mère.

Billard rapporte deux observations dans lesquelles l'isolement complet des liquides rachidien et ventriculaire était démontré par la différence de couleur qu'ils présentaient. Cependant Acrell pense que l'hydrorachis est toujours consécutive à l'hydrocéphalie, en sorte qu'il n'admet pas la première de ces maladies sans la seconde; d'où il suit qu'il reconnaît aussi toujours la communication entre les deux liquides, et l'observation a démontré que, si cette communication n'était pas constante, elle était du moins possible.

On a vu quelquefois aussi que le liquide est contenu dans le tube osseux du rachis, à l'extérieur de la dure-mère; dans ce cas, l'épanchement n'est pas évidemment le résultat de l'hydrocéphalie, puisqu'il n'existe alors aucune espèce de communication entre la cavité crânienne et celle qui contient le liquide dans le canal vertébral.

C'est dans les cas d'hydrorachis que l'on observe presque constamment les imperfections de la moelle dont nous avons déjà parlé, sa division, sa perforation par un canal et sa trop grande longueur, son aplatissement. Il faut dire aussi que dans bien des cas, elle ne présente d'autre vice de conformation qu'un peu plus de longueur : on la voit descendre alors jusqu'au fond du canal sacré. M. Sestier a observé, dans deux cas d'hydrorachis, un élargissement de la portion cervicale du canal rachidien ; cet élargissement était assez grand pour contenir tout le bulbe rachidien et la partie correspondante du cervelet, qui formait un prolongement recouvrant le quatrième ventricule.

Si l'hydrorachis a occupé dès le principe le centre de la moelle, il peut arriver que l'on ne distingue plus de trace de cet organe vis-à-vis le spina-bifida, soit qu'il ait éprouvé dans ce point une destruction partielle, soit qu'il s'étale en membrane. En général, la moelle est amincie, atrophiée ou ramollie dans la partie correspondante à la tumeur; quelquefois les nerfs seuls, ou la moelle épinière elle-même, sont entraînés hors du canal rachidien et flottent dans la tumeur. C'est surtout quand le spina-bifida a son siége vis-à-vis la terminaison de la moelle rachidienne, ou plus bas, que l'on peut observer ce déplacement.

Un des phénomènes généraux et les plus constants de l'hydrorachis est d'être accompagnée de vices de conformation plus ou moins profonds dans les viscères de la vie organique, tels que l'inversion des viscères, l'extroversion de la vessie, l'imperforation de l'anus, l'absence d'un rein, d'un testicule, de la contorsion des pieds. Cette maladie, du reste, ne paraît pas avoir d'influence sur la vie fœtale, puisque les enfants naissent vivants; mais il n'en est pas de même après la naissance, la mort survient plus ou moins promptement; plus la tumeur est volumineuse et plus la vie se prolonge. Quand les enfants continuent de vivre quelque temps, ils sont faibles et languissants; ils maigrissent beaucoup; il y a paralysie de la vessie, du rectum: on a vu cependant quelques enfants jouir de l'intégrité de leurs fonctions.

La tumeur s'accroît peu à peu, excepté si elle présente une ouverture fistuleuse; elle peut aussi s'ouvrir spontanément pendant la vie intra-utérine, et le fœtus n'en continue pas moins de vivre. M. Bérard aîné en a observé un cas remarquable à la Maternité, mais l'enfant mourut peu d'instants après sa naissance. On peut donc admettre que si les parois de la tumeur peuvent se rompre dans l'utérus, elles peuvent aussi se cicatriser.

Il n'en est plus ainsi après la naissance : la rupture de la tumeur détermine promptement la mort, au milieu de convulsions générales. Bonn, cependant, a vu un enfant dans ce cas vivre dix ans.

La mort produite par l'hydrorachis s'annonce par des symptômes à peu près constants : on observe que le liquide change de nature ; il se trouble, devient purulent : des convulsions surviennent, la respiration s'embarrasse, l'enfant se refroidit et succombe bientôt à des convulsions générales et répétées. On voit aussi des enfants mourir par l'effet d'une affection accidentelle, sans que l'existence de la première influe en rien sur la marche de celle qui cause la mort.

DES CAUSES DE L'HYDRORACHIS.

Au premier rang des causes de l'hydrorachis intra-spinale, il faut admettre un arrêt de développement de la moelle elle-même, qui persiste dans son état primitivement liquide. Quand l'épanchement a lieu à l'extérieur de la moelle, et que celle-ci est restée saine, on peut reconnaître cette cause dans la gêne même qu'éprouve la circulation fœtale. On conçoit qu'une infinité de causes provenant soit de la mère, soit du fœtus, sont susceptibles d'apporter alors un obstacle plus ou moins grand au libre cours du sang. On a parlé encore d'une position vicieuse de l'embryon dans l'utérus, et du refoulement de la sérosité crânienne dans le rachis, à la suite d'un accouchement laborieux. Quoiqu'on ne puisse pas déterminer encore avec précision l'espèce d'influence que les causes accidentelles ou mécaniques exercent sur la production de l'hydrorachis, il n'en est pas moins vrai qu'elles sont loin d'y être tout à fait étrangères.

On a voulu aussi que l'hydrocéphalie fût toujours la cause de l'hydrorachis; mais les remarques que nous avons faites plus haut démontrent évidemment l'indépendance, dans bon nombre de cas, de ces deux affections. De même les exemples nombreux où l'on a trouvé la moelle sans aucune espèce d'altération, démontrent que cette hydropisie n'est pas non plus toujours le résultat d'une lésion de la moelle épinière. M. Cruveilhier pense que la cause occasionnelle du spina-bifida consiste en une adhérence de la moelle et de ses membranes avec les téguments, adhérence qui précéderait la formation des cartilages des lames vertébrales, qui maintient la moelle hors du canal osseux, et s'oppose conséquemment à la formation de ces lames dans la région correspondante; il ne croit pas même à la nécessité d'une augmentation dans la quantité du liquide rachidien pour se rendre compte du spina-bifida. L'adhérence une fois établie, le canal osseux étant imparfait, il est tout simple que le liquide céphalo-rachidien se porte dans le point qui lui offre le

moins de résistance. A l'appui de cette dernière remarque, M. Cruveilhier ajoute que la tumeur est
quelquefois si peu considérable, qu'on peut réduire
complétement le liquide par la pression, sans qu'il
en résulte d'accidents notables chez l'enfant.

Cette explication, suivant Olivier d'Angers, n'est
applicable que dans les cas où il se forme des adhérences de la moelle et des nerfs rachidiens avec les
parois de la tumeur : mais de semblables adhérences
n'existent pas toujours, et d'ailleurs elles n'expliquent pas suffisamment l'inversion des lames vertébrales, qu'on trouve si souvent déjetées en dehors,
et offrant dans leur disposition anormale une symétrie
parfaite des deux côtés. On ne rencontre guère ces
adhérences que lorsque la tumeur occupe les régions
lombaires ou sacrées : quand elle a son siége au
cou, ou à la partie moyenne du dos, la moelle épinière n'adhère pas aux parois de la tumeur, qui n'en
présente pas moins le même type que dans les deux
autres régions.

Traitement.

L'expérience ayant démontré que presque toujours
l'ouverture de la tumeur spinale cause la mort, il
est plus prudent de ne pas songer à la protéger qu'à
faciliter l'écoulement du liquide. Cependant il existe
quelques exemples du contraire : suivant le témoi-
gnage de plusieurs observateurs, la guérison a pu
suivre la rupture spontanée de la tumeur. Enfin,
Cooper a obtenu une fois cet heureux résultat, à la
suite de ponctions répétées, faites avec une aiguille.

Ce procédé du célèbre chirurgien anglais compte jusqu'à présent plus de revers que de succès. Chez un enfant affecté en même temps d'hydrorachis et d'hydrocéphalie, la ponction parvint à faire disparaître la tumeur pendant trois semaines, environ, puis l'enfant mourut, et l'autopsie fit voir que pendant ces trois semaines, l'hyatus des vertèbres s'était fermé. Dans un autre cas, l'enfant ne vécut que deux jours après l'opération. Le docteur Berndt a pratiqué trois fois la même opération sans succès. Les exemples de guérison sont trop rares, pour que dans l'hydrorachis, un praticien prudent se hâte de pratiquer ainsi une opération, qui accélère presque toujours la mort de l'enfant : on ne peut donc apporter trop de circonspection dans son emploi. Il faut surtout y renoncer, quand il y a congestion séreuse dans la tête et dans le rachis à la fois, parce que la ponction d'une des deux tumeurs ne peut accélérer que l'augmentation de l'autre, et que la ponction des deux à la fois est constamment mortelle. Il faut encore reconnaître que la paralysie des membres inférieurs, de la vessie, du rectum, sont des contre-indications qui reconnaissent pour cause une altération de la moelle épinière ; et comme cette altération persisterait toujours après l'évacuation du liquide, elle déterminerait, ou la réapparition de l'hydrorachis, ou, ce qui est plus probable, une mort plus prompte encore.

Nous devons cependant faire connaître deux cas dans lesquels Robert et Rosetti obtinrent une guérison durable, à la suite de ponctions répétées. C'était d'abord un enfant paraplégique, chez lequel l'hy-

drorachis présentait dans la région lombaire une
tumeur assez volumineuse : on obtint, à l'aide d'une
compression précédée de ponctions, la réunion complète et solide du rachis, et les membres abdominaux finirent par recouvrer la mobilité. Chez l'autre
enfant, il y avait aussi paralysie des extrémités inférieures; il était âgé de trois mois quand on commença
les ponctions; cependant quelques convulsions se
déclarèrent et finirent par se calmer; alors on commença à comprimer modérément la tumeur, qui di-
minua et disparut entièrement.

Quand il y a rupture de la tumeur à la suite de
l'accouchement, les accidents sont toujours mortels.
On doit aussi avoir peu d'espoir, quand le spina-bifida est étendu et que la tumeur est très-volumi-
neuse; d'abord, plus l'écartement des lames vertébrales est considérable, moins il y a de chances de
succès dans ce cas, et ensuite, il peut arriver qu'on
blesse la moelle épinière ou les nerfs rachidiens qui
flottent au milieu de la poche extérieure. Desault et
Mathey ont proposé de traverser la tumeur par un
séton; mais cette méthode offre encore moins de
chances de réussite que la ponction : une large ouverture ne peut que hâter le développement d'une
méningite rachidienne mortelle, et Portal a vu un
enfant succomber trois jours après cette opération.

Il n'y a qu'une compression exercée méthodique-
ment, et combinée avec de légères ponctions, fréquemment répétées, et seulement dans les cas d'hydrorachis simple, qui puisse offrir quelque chance de
guérison. Cooper a réussi une fois, par la seule application d'un bandage convenablement disposé; et l'on

doit d'autant plus concevoir d'espoir de succès d'un pareil traitement, que la tumeur est plus petite.

Il faut savoir, dans la plupart des cas, se borner aux moyens généraux qui peuvent favoriser la résolution du liquide. On préserve la tumeur de froissements extérieurs et de toute pression brusque, en la couvrant de sachets remplis de poudre tonique, mêlée avec de l'ammoniaque ; on peut employer aussi des liquides aromatiques. Lorsque la peau n'est pas très-amincie, et que l'hydropisie paraît bornée au canal vertébral, on doit essayer les vésicatoires volants sur la tumeur, ainsi que les affusions et les douches toniques. On a conseillé l'application de deux cautères à quelque distance ; l'insolation, les frictions toniques, les bains de sable chaud. Ce sont de très-bons moyens pour seconder les effets d'une compression méthodique, exercée sur la tumeur, qu'on a soin de recouvrir d'un taffetas gommé ; mais ils sont inutiles quand l'hydrorachis dépend d'une hydrocéphalie. Enfin, on a conseillé à l'intérieur les sirops amers, les substances salines diurétiques et légèrement purgatives.

DE LA COLORATION ICTÉRIQUE DE LA MOELLE ÉPINIÈRE OU KIRRONOSE.

Cette altération de la moelle épinière a été décrite par Lobstein, et a été observée par lui sur deux embryons jumeaux, de cinq mois. Il l'a nommée kirronose, à cause de la teinte jaune foncée de la substance nerveuse et même de ses enveloppes sé-

reuses. Dans ces deux embryons, la couleur jaune
doré était intense, surtout à la moelle épinière, et
non-seulement à son extérieur, mais encore dans
son tissu. A l'aide du microscope, la moelle paraissait composée de petits grains d'un jaune citron,
mêlés avec une matière blanche et pulpeuse, comme
si on eût pétri une poudre dorée fine avec une ge-
lée molle et demi-transparente. Cette coloration se
faisait aussi remarquer dans l'encéphale et dans
toute l'étendue des nerfs trisplanchniques qui formaient une bande jaune du côté du rachis.

Lobstein a reconnu que cette couleur ictérique
de la pulpe nerveuse n'est pas l'effet d'une coloration due à une substance étrangère, car les lavages
répétés et l'immersion prolongée dans l'alcool n'ont
pu le faire disparaître ; il est donc évident que la
coloration jaune était inhérente au tissu. L'existence
de cette singulière altération paraît liée intimement
aux premières périodes de la vie intra-utérine. Lobstein ne l'a observée que chez des embryons, et ne
l'a pas trouvée chez des fœtus plus rapprochés du
terme de la naissance. Cette coloration est encore
remarquable par son siége, puisqu'elle n'affecte que
le tissu nerveux et ses enveloppes séreuses, et nullement le tissu cellulaire intérieur des autres organes ni le tissu dermoïde, dans lequel l'ictère se ré-
pand si facilement.

Cette teinte jaune du tissu nerveux, dont la coloration était plus intense que celle des membranes
séreuses, ne peut être attribuée à la bile, puisque
ce liquide n'existe pas encore à cette époque ; il est
probable qu'elle résulte d'une altération particulière

4

du sang, qui abonde en plus grande quantité alors dans le système nerveux ; car l'influence de ce système sur les fonctions nutritives, d'une part, et, d'un autre côté, l'énergie de celles-ci pendant la vie embryonnaire, ne suffisent-elles pas pour expliquer l'augmentation de l'activité circulatoire dans les centres nerveux ?

Mais alors quelle peut être cette altération du sang ? et d'ailleurs ne circule-t-il pas aussi bien dans les autres tissus que dans la substance nerveuse chez les embryons ? Pourquoi le tissu nerveux est-il seul jaune ? Cette question est encore insoluble ; tout ce qu'on peut dire de rationnel, c'est que la cause de cette coloration est particulière aux premières époques de la vie fœtale ; du moins, on n'a pas encore observé quelque lésion analogue, après la naissance ; sous ce rapport donc, cette altération rentre dans les maladies qui sont propres à l'embryon seul, et se rapporte aux perversions de nutrition du tissu nerveux.

ARTICLE II.

INDUCTIONS GÉNÉRALES SUR LES MALADIES DE LA MOELLE ÉPINIÈRE CHEZ LES NOUVEAU-NÉS.

On peut aisément déduire des faits et des considérations qui précèdent, que non-seulement les altérations du système nerveux de relation sont fréquents chez les fœtus, mais encore que les centres nerveux sont doués, dès les premières époques de la vie embryonnaire, d'une activité remarquable. Il existe certainement dans le mode de développement de la moelle épinière des conditions qui favorisent la formation de quelques-unes des monstruosités que nous venons de passer en revue ; mais il faut reconnaître aussi que l'influence exercée par cette portion du système nerveux sur les fonctions du fœtus, ainsi que ses nombreuses ramifications avec les différents organes, l'exposent encore plus à une infinité de modifications qui entravent son développement et déterminent des altérations plus ou moins profondes dans son tissu.

Cette influence paraît persister encore dans les premiers temps de la vie extra-utérine, puisque les affections de la moelle épinière et de ses enveloppes sont très-fréquentes chez les enfants qui viennent de naître ; elles sont certainement plus rares que celles du tube digestif et des poumons ; c'est, du moins, un des résultats généraux qu'a signalés Billard, ainsi que beaucoup d'autres, qu'il ne sera pas hors de propos de rappeler ici, sous forme de résumé de physiologie pathologique, sur cette matière.

Chez les nouveau-nés, les affections des membranes rachidiennes sont plus fréquentes que celles de la moelle proprement dite ; elles sont injectées passivement et sans qu'ensuite il en paraisse résulter de graves symptômes. Cette stagnation sanguine, qui produit des injections très-fortes des membranes rachidiennes est due sans doute à la gêne qu'éprouvent à cette époque de la vie la respiration et la circulation.

On rencontre aussi souvent une exsudation sanguinolente entre les deux feuillets de l'arachnoïde, surtout vers les lombes, et sans qu'elle paraisse occasionner des désordres appréciables : cependant sur deux enfants morts de tétanos, les accidents n'ont pu être attribués qu'à une altération semblable.

L'inflammation des méninges donne lieu à des convulsions des membres et de la face, surtout si l'inflammation remonte vers la base du cerveau.

Les méninges du rachis peuvent participer à l'inflammation générale de toutes les membranes séreuses du péritoine, de la plèvre, comme Billard l'a observé.

La réaction fébrile peut manquer ; on trouve même alors le pouls lent et déprimé ; mais la physionomie de l'enfant exprime la douleur ; il y a parfois une gêne considérable dans la respiration indiquée par la lividité de la face et par la dilatation lente et pénible du thorax.

Les altérations de la substance médullaire sont moins fréquentes ; cependant, dans le cas de méningite, on la trouve d'une dureté et d'une solidité anormales, qui semblent être en rapport avec l'inflammation périphérique.

Le ramollissement de la moelle est général ou partiel.

Il est très-fréquent que le ramollissement général coïncide avec un état semblable du cerveau : la pulpe est alors très-molle, jaunâtre, parsemée de stries sanguinolentes ; le moindre lavage la réduit en bouillie. L'enfant n'a ordinairement vécu que peu de jours ; il a respiré péniblement ; son cri a été étouffé, ses mouvements nuls, sa figure immobile; le pouls a été à peine perceptible. Il est fort rare que ce ramollissement et cette décomposition de la moelle ne soient pas accompagnés d'une altération analogue du cerveau; alors tout l'axe cérébro-spinal est désorganisé. Quand la décomposition est bornée au cerveau, les désordres fonctionnels sont moindres.

Les différences de consistance dans la moelle épinière sont généralement difficiles à apprécier; elle peut être un peu plus molle sans qu'on puisse affirmer qu'elle est précisément malade; mais les deux extrêmes de mollesse ou de densité sont certainement des états pathologiques. Avec la mollesse extrême il y a toujours paralysie générale et anéantissement de sensibilité; avec la densité, on voit paraître les convulsions ou l'exaltation des propriétés nerveuses.

On trouve souvent le ramollissement partiel de la moelle épinière dans la moitié ou dans le tiers de sa longueur; il est plus fréquent à la partie supérieure qu'à la partie inférieure. Le renflement lombaire est souvent remarquable par sa fermeté, quand au contraire le reste de la moelle se ramollit facilement.

On peut dire, en résumé, que de toutes les altérations du centre nerveux rachidien et de ses enveloppes chez les nouveau-nés, la méningite est la plus fréquente, puis les épanchements de sang, ensuite l'endurcissement de la moelle épinière elle-même, enfin son ramollissement. Billard ajoute que dans le ramollissement, avec dégagement de gaz hydrogène sulfuré, il y a toujours épanchement d'une assez grande quantité de sang, qui contribue à hâter la décomposition du tissu nerveux, et qu'il se rencontre seulement chez l'enfant qui vient de naître.

La sensibilité tactile, qui est très-vive chez les nouveau-nés, et alors que le cerveau est encore si imparfaitement développé, peut servir de nouvelle preuve qu'elle réside en grande partie dans la moelle épinière, ainsi que la calorification.

ARTICLE III.

DES PLAIES ET CONTUSIONS DE LA MOELLE ÉPINIÈRE.

Les plaies de la moelle épinière sont des piqûres plus ou moins profondes, des déchirures de sa substance ; rarement on y voit des divisions régulières, comme dans les autres tissus, parce que sa profondeur, l'épaisseur de ses enveloppes, empêchent que les instruments tranchants n'agissent directement sur elle. Ce sont les corps pointus qui produisent le plus souvent les plaies de la moelle, ou bien des esquilles détachés de vertèbres dans leurs fractures. Les corps vulnérants peuvent rester dans la moelle elle-même. Lorsqu'il y a déplacement de la colonne vertébrale ou fracture d'une ou de plusieurs vertèbres, la saillie des fragments irréguliers dans l'intérieur de son canal peut produire la contusion de la moelle, son écrasement, sa rupture ; enfin on a observé de nombreux exemples de sa destruction partielle ou complète, avec perte de substance, dans les plaies d'armes à feu. Ces diverses lésions sont rarement simples ; elles sont presque toujours accompagnées de complications fâcheuses, de commotions, d'épanchement sanguin, de déchirures de nerfs.

A la suite des plaies peu étendues, la substance médullaire de la moelle épinière fait immédiatement hernie par l'ouverture de la pie-mère et forme un petit renflement blanchâtre, arrondi ou ovale, suivant la longueur de l'incision ; il ne tarde pas à s'aplatir un peu, en dépassant plus ou moins les bords de la solution de continuité faite à la pie-mère, et ressemble assez à un petit champignon plane, à bords inégaux. Au bout de quelques jours, il devient rose, par suite de l'injection des capillaires ; on voit autour de l'incision de la pie-mère des vaisseaux remplis de sang qui donnent à cette membrane une teinte rougeâtre. Dans les lésions expérimentales de la moelle, on remarque que la plaie se cicatrise, en adhérant au petit mamelon nerveux. En général, la lésion du mouvement et de la sensibilité, déterminée positivement par la blessure, disparaît quand la cicatrisation est complète.

Il ne s'ensuit pas de là que les divisions complètes de la moelle épinière puissent être susceptibles de réunion : elle ne peut avoir lieu, surtout quand la pie-mère a été divisée aussi, et que la séparation des deux bouts de la moelle est entière ; au contraire, la rétractation opérée en sens inverse, par suite de l'élasticité de la pie-mère, ne tend que davantage à écarter les deux bords de la plaie ; mais quand une partie de la pie-mère reste intacte, il paraît que la

cicatrisation peut se faire plus ou moins immédiatement. Huit semaines après la section de la moelle
sur un chien, Arnemann trouva les deux bouts réunis, et le chien avait recouvré la faculté de marcher. L'inflammation, qui, dans ce cas, s'empare des
deux bouts, estsans doute, au moyen de l'afflux sanguin qui s'y opère, le mode par lequel se fait cette
cicatrisation.

Les lésions de la dure-mère rachidienne sont toujours graves quand elles sont étendues, parce qu'elles
donnent lieu à une méningite plus ou moins intense,
ou à un épanchement mortel; de simples piqûres,
ou le contact d'un corps irritant, ne peuvent pas
produire des accidents aussi graves.

Lorsque la contusion de la moelle épinière n'a pas
déterminé la rupture de la pie-mère et que la mort
a lieu promptement, on trouve la substance nerveuse plus molle que dans l'état naturel, sans aucune autre désorganisation apparente; quelquefois,
on trouve au centre de la moelle un caillot de sang
plus ou moins long, et qui paraît dû à la rupture
des petits vaisseaux de la substance grise; mais
quand le blessé survit assez longtemps, on observe
toujours un ramollissement, mêlé de stries sanguinolentes, ou bien une liquéfaction purulente du tissu
nerveux, produite par l'inflammation qui s'est développée consécutivement à la contusion; on trouve
souvent et en même temps les traces d'une méningite rachidienne, qui est souvent assez circonscrite.

Les fortes contusions de la moelle rachidienne
sont ordinairement accompagnées de déchirures de
la pie-mère : la substance nerveuse, sous le point

voisin de l'écrasement est d'un gris bleuâtre, nuancé de violet, ramolli : cette coloration est surtout remarquable dans le cas où la vie a persisté encore quelques jours. Quand la mort est instantanée, on ne trouve guère d'altération dans la couleur; les deux substances sont parcourues par des vaisseaux sanguins déchirés; il y a toujours du sang épanché dans les cavités des méninges. Enfin le déplacement complet du corps d'une vertèbre sur sa voisine, ou leur écartement, pourrait déterminer un déchirement complet de la moelle, dont les bouts sont séparés par un intervalle assez large. Les désordres sont à peu près les mêmes lorsque la moelle épinière a été détruite partiellement, ou coupée par une balle, et sont toujours accompagnés d'accidents généraux fort graves. Ces diverses lésions peuvent exister sur tous les points de son étendue, les symptômes diffèrent seulement suivant la région qu'elles occupent; la mort en est presque toujours l'issue inévitable et d'autant plus prompte, que la lésion approche plus du bulbe rachidien.

PLAIES ET CONTUSIONS DANS LA RÉGION CERVICALE.

On sait que la mort est instantanée quand une blessure atteint la moelle épinière entre l'occipital et la première vertèbre cervicale. Petit en a rapporté un fait singulier que nous avons déjà cité. On a coutume d'attribuer au déchirement de la moelle épinière dans sa portion supérieure, la mort du nouveau-né, lorsque l'on termine un accouchement par les pieds, et que le bassin de la mère est trop étroit.

Les tractions exercées pour dégager la tête peuvent, en effet, produire un tiraillement mortel : cependant cet accident pourrait aussi bien reconnaître pour cause la luxation de la seconde vertèbre cervicale sur la première, surtout ces os étant encore presque cartilagineux à cette époque.

La compression de la moelle peut encore dépendre de la trop grande étendue des ligaments odontoïdiens d'une part, et d'autre part de la brièveté de l'apophyse odontoïde, qui, glissant ainsi sous le ligament, déchire la moelle épinière. Un pareil déplacement ne peut avoir lieu chez l'homme que par une violence considérable. Petit, dans son mémoire sur les signes propres à établir la différence entre le suicide et l'homicide par pendaison, a fait des observations qui peuvent trouver ici leur place.

« Un pendu par justice, dit-il, a presque toujours
» la tête luxée par la corde placée sous la mâchoire,
» et l'os occipital fait une contre-extension ; le poids
» du corps, augmenté de celui de l'exécuteur, fait
» une forte extension : l'exécuteur monte, en effet,
» sur les mains du patient, qui sont liées en forme
» d'étrier ; il agite fortement le corps en ligne verti-
» cale ; puis il fait faire au tronc des mouvements
» demi-circulaires très-prompts, qui déterminent
» la luxation de la première vertèbre : dès cet ins-
» tant, le corps qui était roide et tout d'une pièce,
» par la violente contraction des membres, de-
» vient très-flexible ; les jambes et les cuisses suivent
» passivement tous les mouvements qui résultent des
» secousses qu'on donne au tronc, et c'est alors que
» l'exécution est sûre. »

On concevra que les lésions de la moelle épinière dans la partie supérieure de la région cervicale sont toutes mortelles, parce que la désorganisation porte sur un point où se trouvent réunis les nerfs respiratoires les plus importants, et que, par leur lésion, la respiration est sur-le-champ arrêtée. Quand la moelle est lésée un peu plus bas, la mort n'arrive pas si promptement; c'est ce que l'on a pu observer dans des cas où la blessure était au niveau de la seconde vertèbre, et la vie, chez quelques blessés, a duré plusieurs jours encore.

Nous allons, à l'appui de ces premiers aperçus, rapporter quelques faits propres à faire connaître les différents accidents consécutifs à la lésion de la moelle dans la région cervicale.

Un maçon tombe, en portant un poids très-lourd sur sa tête; le tronc et les quatre membres sont paralysés; l'intelligence est intacte, la face livide, les extrémités froides; le malade ne peut parler qu'à voix basse : dans l'acte respiratoire, les parois thorachiques sont frappées de paralysie, ainsi que les quatre membres; l'insensibilité y est complète aussi.

Le soir, à six heures, le malade ne peut plus parler; la respiration devient très-lente; il meurt à l'entrée de la nuit. A l'autopsie, on trouve un large et profond épanchement de sang qui entoure et comprime la colonne vertébrale dans la moitié supérieure du cou. Le corps de la troisième vertèbre fait une saillie de plus de trois lignes; le ligament intervertébral et les muscles interépineux sont déchirés; l'apophyse articulaire de la troisième vertèbre est brisée, et la moelle épinière infiltrée de sang, depuis les filets d'origine de la troisième paire cervicale jusqu'au niveau de la cinquième paire.

La substance blanche et la substance grise présentent aussi des traces évidentes de contusions; le tissu nerveux est peu ramolli. Dans ce cas, la rapidité de la mort n'a pas été en raison directe de la hauteur à laquelle s'était formée la fracture : de telles lésions sont presque toujours plus rapidement mortelles.

Un autre maçon tombe à la renverse, ayant également un poids considérable sur la tête; aussitôt les membres sont paralysés, la peau insensible, la respiration luctueuse, le pouls lent; assoupissement léger; érection du pénis; déjections involontaires; le malade entend et répond assez bien; le second jour il meurt. On reconnaît à l'autopsie une fracture avec enfoncement de la cinquième vertèbre cervicale : le prolongement rachidien, fortement comprimé dans l'endroit correspondant, était réduit à la moitié de son volume ordinaire, et la substance médulaire était remplie de stries sanguinolentes. On peut remarquer ici l'érection du pénis, qui persiste jusqu'à la mort; ce phénomène est une nouvelle preuve de l'influence de la portion cervicale sur l'appareil génital; cependant ce phénomène a été observé quelquefois aussi dans les lésions de la région dorsale et lombaire.

Un charretier, renversé en chargeant sa voiture, va frapper l'essieu avec la partie postérieure du cou; on le relève sans mouvement : paralysie du côté gauche, avec engourdissement du côté droit; respi-

ration gênée, pupilles dilatées : le malade n'accuse
de douleur qu'à la partie postérieure du cou : le
jour la respiration devient très-pénible : il succombe
dix-neuf heures après l'accident. On trouve à l'autopsie un écartement d'un demi-pouce entre la cinquième et la sixième vertèbre cervicale; il y a rupture des ligaments articulaires; la moelle épinière
est couverte d'un sang noirâtre qui remplit tout le
canal vertical.

Charles Bell raconte qu'un homme âgé de quarante-cinq ans tombe en arrière et se frappe le cou
contre une barre de fer. Apporté à l'hôpital, le
blessé annonce une grande anxiété ; à chaque inspiration, on remarque un violent effort, comme pour
élever les épaules ; le malade remue les mains ; sa
voix est tremblante, comme effrayée ; les mouvements de la poitrine sont très-lents : il succombe.
On trouve à l'autopsie les apophyses transverses
des cinquième et sixième vertèbres fracturées,
avec diastasis des articulations qui unissent ces
vertèbres ; le corps de la sixième est fracturé. Il est
permis de croire que dans ce cas les nerfs dia-
phragmatiques ont été profondément lésés.

Rapportons encore un fait analogue, mais plus
complet, recueilli par Olivier, d'Angers.

Un colporteur, ayant sur les épaules une balle de
coton de cent cinquante livres, tombe sur la partie
antérieure du corps, et dans cette chute, la balle de
coton appuie fortement sur la partie postérieure de
son col. Il ne peut pas se relever ; il y a syncope,
paralysie des bras et des jambes, et insensibilité générale dans presque toute la peau. La respiration

s'opère par secousses ; les côtes sont immobiles ; paralysie de la vessie et du rectum. Le lendemain les mêmes accidents persistent : la respiration devient stertoreuse ; il y a délire, et le malade meurt comme asphyxié. On trouve une fracture de la lame droite et du corps de la septième vertèbre cervicale avec luxation de son apophyse articulaire inférieure droite, qui dépasse en avant la facette articulaire correspondant de la sixième vertèbre cervicale : la moelle épinière est fortement contuse dans le point correspondant, et sa substance est ramollie.

Malgré la gravité d'accidents semblables et la certitude qu'ils sont toujours mortels, il peut cependant arriver qu'ils tendent à se guérir, et c'est dans le but de démontrer que cette guérison est possible que nous allons terminer ce qui concerne les contusions de la région cervicale, par l'observation suivante.

Un roulier tombe de sa charrette à la renverse, de manière que la partie postérieure de la tête et le cou vont porter à terre directement; il reste sans mouvement; il y a paralysie des quatre membres, plus prononcée à gauche qu'à droite, ainsi que de l'insensibilité; la respiration est pénible. Cet état persiste au même degré pendant quinze jours; il se forme alors au sacrum une escarre peu étendue et dont les progrès sont limités. Les évacuations alvines commencent à devenir volontaires, les mouvements des membres sont plus libres, et enfin le malade, en trois mois de temps, se remet assez bien pour sortir de l'Hôtel-Dieu; il ne lui reste que de la faiblesse dans les jambes. Le même jour il fait trois lieues à pied pour aller chercher de l'ouvrage; il revient sans en avoir trouvé, et après avoir ainsi marché toute la journée il tombe, et tous les premiers accidents reparaissent à l'instant. On le rapporte à l'Hôtel-Dieu; mais cette fois la paralysie est profonde, la respiration très-difficile, les évacuations impossibles. Vers le douzième jour, une nouvelle escarre se forme au sacrum; les selles reparaissent, mais cette amélioration ne dure que quelques jours; la chute de l'escarre découvre le sacrum, une suppuration abondante s'établit, les forces s'épuisent, et le malade succombe quarante jours après cette rechute.

L'autopsie est faite avec soin par Olivier, d'Angers. Le corps de la quatrième vertèbre cervicale est luxé en avant sur celui de la cinquième; il n'y a plus de ligament intervertébral, mais il existe autour de l'articulation un cal osseux, demi-circulaire, qui unit le corps de la quatrième vertèbre à celui de la cinquième; ce cal provisoire est rompu en plusieurs points. De ce déplacement il résulte, dans le canal rachidien, une saillie considérable formée par le corps de la cinquième vertèbre; en outre, l'apophyse supérieure gauche de cette vertèbre est détruite, et l'apophyse correspondante de la quatrième vertèbre est portée en avant, dans la gouttière qui loge le trou de chaque nerf cervical. La quatrième vertèbre a donc éprouvé un mouvement de demi-rotation sur la cinquième, de sorte que la moitié latérale gauche de la moelle est comprimée davantage par la lame postérieure gauche de la quatrième vertèbre. La moelle présente en cet endroit un étranglement remarquable ; on trouve dans l'intérieur un noyau fibro-celluleux ; le tissu environnant présente un aspect analogue à la cicatrisation des nerfs. Dans toute la circonférence du point rétréci, la pie-mère est épaisse, fort adhérente au tissu nerveux. Ce fait remarquable prouve que la guérison est encore possible dans les lésions profondes, même de la région cervicale. et que chez ce malade, elle eût été durable sans sa dernière imprudence ; la fatigue a sans doute occasionné la chute qui a ramené tous les premiers accidents et puis la mort.

PLAIES ET CONTUSIONS DANS LA RÉGION DORSALE.

On a pu se convaincre par les observations précédentes, que les contusions, les plaies et les compressions brusques de la région cervicale sont presque constamment mortelles. Dans la région du dos et des lombes, elles ont aussi une issue tout aussi souvent funeste, mais le blessé survit plus longtemps, à moins qu'il n'y ait trop grande lésion, comme dans les plaies d'armes à feu. Cette durée de la vie, après les blessures ou les contusions de ces régions, apporte nécessairement quelques changements dans les altérations consécutives ; le tissu nerveux a eu le temps d'être réduit en putrilage ; les membranes sont rouges et injectées ; on retrouve en un mot les caractères qui sont propres à la méningite et à la myélite chroniques, avec destruction plus ou moins complète des vertèbres. Nous allons en citer quelques exemples.

Une jeune fille, d'une forte complexion, traversait la rue Montmartre au moment où une femme de soixante-dix ans, dans un accès de délire, se jette par la fenêtre et vient tomber sur son dos; elle est violemment renversée, avec perte complète de connaissance; elle reprend ses sens au bout de deux heures, mais les jambes sont entièrement paralysées. La sensibilité au contraire est très-vive dans la région supérieure du corps; les évacuations alvines sont suspendues; sa position s'améliore pendant les premiers jours, mais après bien des alternatives de pire et de mieux, il survient des phlyctènes sur la peau, une large escarre se développe au sacrum, la fièvre hectique se déclare, et la malade finit par succomber le quarante-neuvième jour. On trouve à l'autopsie une saillie formée dans le dos par l'apophise épineuse de la quatrième vertèbre dorsale; le fibro-cartilage qui l'unit à la cinquième a disparu, et le corps de la vertèbre est détruit. La partie inférieure du canal vertébral est remplie d'un sang noir mêlé de pus. La substance de la moelle épinière est ramollie dans l'étendue d'un pouce et demi au-dessus et au-dessous de la saillie anguleuse de la quatrième vertèbre; ce ramollissement est beaucoup plus prononcé au centre. Il existe, vis-à-vis la dixième vertèbre dorsale, un second ramollissement semblable au premier pour l'étendue, mais accompagné, en outre, d'une rougeur beaucoup plus considérable de la pie-mère. Le renflement lombaire est aussi ramolli, mais surtout dans sa moitié droite; les nerfs sont noirâtres, réduits en putrilage.

On voit dans cette observation un exemple frappant de myélite, provoquée par une cause violente, et dont les ramollissements partiels de la moelle offrent divers degrés bien tranchés ; quant aux autres symptômes généraux, ils ressemblent à ceux que nous avons déjà pu observer plus haut.

Un journalier tombe d'un arbre sur le dos, et reste paralysé du mouvement et du sentiment ; les fonctions contractiles du rectum et de la vessie sont également anéanties. Le décubitus prolongé sur le dos provoque la formation d'escarres au sacrum et dans plusieurs points de la face dorsale du tronc. Trois mois après l'accident, il y avait paraplégie complète ; les membres étaient agités de temps en temps par de légers soubresauts ; insensibilité du tronc, bornée en avant à l'ombilic, et en arrière à la hauteur de la huitième vertèbre dorsale ; l'écoulement de l'urine est toujours involontaire ainsi que la défécation ; il existe une saillie considérable au niveau de la septième vertèbre dorsale, ulcérations larges au sacrum, marasme, anorexie. Mort trois mois et demi après l'accident. — Le corps de la septième vertèbre était fracturé transversalement au-dessous des apophyses transverses, et le fragment supérieur, ainsi que le reste du rachis, se trouvaient portés en avant, vis-à-vis cette fracture ; la moelle épinière et ses membranes étaient complétement rompues, et il y avait entre les deux bouts un écartement d'environ un pouce ; l'intérieur était réduit en une matière molle, diffluente, contenue dans la pie-mère ; les enveloppes membraneuses froncées à l'extrémité rompue, étaient adhérentes au tissu ligamenteux qui tapisse le canal rachidien. Le bout supérieur avait une consistance plus ferme, et était recouvert en partie par les membranes.

Dans ce cas, l'interruption de la moelle et de ses enveloppes a été le résultat de son écrasement entre les fragments osseux, écrasement qui a déterminé la mortification des parties, puis leur séparation. Quant à la distance qui séparait les deux bouts divisés, elle est le résultat de la rétractation des membranes, et le tissu nerveux ramolli aura été résorbé dans cette place. L'adhérence du bout inférieur avec les parois du canal vertébral démontre qu'il a existé là un travail inflammatoire auquel on peut attribuer les mouvements convulsifs observés dans le cours de la maladie.

Il arrive quelquefois que les faits pathologiques sont assez bien circonscrits et assez limités, pour venir à l'appui des expériences qui prouvent que la sensibilité et le mouvement occupent un siége distinct dans la moelle épinière. C'est sous ce rapport surtout que nous allons rapporter le fait suivant, observé par M. Velpeau :

« Un homme de soixante ans tombe d'un arbre sur le dos ; il en résulte à l'instant paraplégie, incontinence des matières fécales, rétention d'urine. Le malade n'est conduit à l'hôpital de la Charité qu'au bout de quinze jours, et, par suite de l'impossibilité de pouvoir le sonder, sa mort arrive un mois après. Pendant ce temps, on a constaté chaque jour que les membres abdominaux, complétement paralysés du mouvement, avaient conservé leur sensibilité. A l'autopsie on trouva : 1° une fracture avec saillie de six lignes en arrière du corps de la dixième vertèbre dorsale ; 2° un abcès du volume d'une noisette, rempli d'un pus blanc, homogène, bien lié, dans l'épaisseur des cordons antérieurs de la moelle, laquelle du reste n'offrait pas la moindre trace de phlegmasie dans les cordons postérieurs ; 3° une compression manifeste du cordon rachidien au-dessus de l'abcès, et vis-à-vis de la saillie du corps de la vertèbre fracturée. »

Cette observation, dont M. Velpeau a relaté les moindres détails à M. Olivier, d'Angers, offrait cette particularité remarquable, que les limites du foyer purulent creusé dans la moelle épinière étaient parfaitement tranchées, les cordons postérieurs étaient intacts, et l'on ne voyait de traces de compression que sur les cordons antérieurs. Il est donc difficile de rencontrer un cas pathologique plus propre à confirmer les résultats que fournissent les expériences. Nous allons rapporter encore un exemple analogue, mais dans lequel l'altération de la moelle n'a pas été décrite avec assez de précision ; néanmoins, on a constaté de même une paralysie du mouvement avec conservation de la sensibilité, et la vertèbre fracturée comprimait aussi plus particulièrement les cordons antérieurs de la moelle épinière :

« Un porteur d'eau, homme robuste, fut renversé par un tonneau pesamment chargé, dont le bord vint le frapper à la partie inférieure du dos. Il fut à l'instant paralysé des membres inférieurs, tandis que la sensibilité persistait dans ces mêmes parties. Il y avait rétention d'urine et des matières fécales ; en un mot, ce malade offrait des symptômes analogues à ceux que nous venons de décrire si souvent.

Une saillie anguleuse existait dans le bas de la
région dorsale. Au bout de quelque temps, les
excrétions urinaires et alvines devinrent involontaires ; des ulcères se formèrent au sacrum et aux
trochanters. Les accidents augmentèrent d'intensité,
et le malade succomba soixante-cinq jours après
l'accident. A l'autopsie, on trouva que le rachis,
courbé en avant, formait un angle rentrant très-
manifeste vers le niveau de la onzième vertèbre.
Le corps de la douzième vertèbre était écrasé par
celui de la onzième, et de telle sorte que sa face
antérieure n'avait que quelques lignes de hauteur,
tandis que la face postérieure était intacte ; la plus
grande partie de son tissu spongieux avait disparu.
La onzième vertèbre, entraînée en avant par la violence du choc, avait éprouvé dans ce sens un léger
déplacement, duquel il résultait que le bord supérieur de la douzième vertèbre faisait, dans le canal
rachidien, une saillie prononcée qui venait fortement
appuyer contre la moelle épinière ; les méninges
spinales étaient intactes, la moelle était aplatie
contre la saillie osseuse dont nous venons de parler,
et son tissu était ramolli dans l'étendue d'un
pouce. »

Quand les blessés ont pu survivre un temps assez
long, les altérations de la moelle épinière dans le
point fracturé consistent donc presque toujours dans
une myélite plus ou moins circonscrite, accompagnée d'une méningite locale ou générale ou d'une
destruction partielle de ses membranes. Dans un
autre cas, Olivier, d'Angers, a trouvé le corps de la
onzième vertèbre fracturé en travers ; la dure-mère

était seule déchirée dans le point correspondant, et le tissu médullaire, réduit en un liquide blanchâtre, était contenu dans la pie-mère, qui n'offrait aucune trace d'altération. Sur les limites de cette interruption, suite évidente d'une inflammation locale qui correspondait à la fracture, la moelle avait une couleur grise, ardoisée, et son tissu était plus mou que dans l'état normal.

Dans un autre exemple rapporté fort au long par le même auteur, la moelle épinière avait subi, dans l'espace de quarante-six jours, l'apparence d'une structure fibreuse au niveau du rétrécissement du canal rachidien, à la suite d'une fracture de plusieurs vertèbres dorsales et lombaires.

Voici encore une observation qui présente une grande analogie avec celle du porteur d'eau que nous avons rapportée.

Un ouvrier travaillait dans les carrières de Montmartre, lorsque la voûte s'écroula, et l'ensevelit sous les décombres; transporté le lendemain à l'Hôtel-Dieu, il présente les symptômes suivants:

1° Paraplégie complète, mais seulement avec diminution de la sensibilité dans toute la région intérieure; paralysie de la vessie; 2° douleur vive avec sentiment de pesanteur dans la région lombaire, où l'on voit quelques contusions; 3° fracture du radius; 4° petite plaie contuse au front; 5° quelques contusions sur divers points du tronc; d'ailleurs aucune lésion notable dans les autres fonctions. Dix jours environ après l'accident, les symptômes généraux s'aggravèrent; la face se décolora et présenta un air d'hébêtement; respiration fréquente, difficile;

cependant le malade ne se plaint d'aucune douleur ; le soir délire, météorisme du ventre ; mort pendant la nuit. A l'autopsie, on ne trouve rien de remarquable dans l'encéphale ; mais, dans le rachis, la première vertèbre lombaire est séparée en deux fragments, dont l'un oblitère en partie le canal rachidien ; la moelle épinière est fortement comprimée dans cet endroit, et sa substance ramollie est très-injectée ; il y avait aussi contusion et ramollissement des nerfs à leur origine.

On peut remarquer dans cette observation une paralysie complète du mouvement, tandis que la sensibilité n'est pas abolie ; ce qui s'accorde très-bien avec la compression opérée sur la partie antérieure de la moelle par les fragments fracturés.

Dans les contusions provenant d'armes à feu, les accidents sont toujours plus graves et leur marche est plus rapide. La hauteur à laquelle la moelle peut être blessée n'exerce pas, dans ces cas, une influence aussi directe sur la promptitude de la mort ; mais la commotion violente qui accompagne toujours ces sortes de plaies, et leurs complications les rendent plus funestes encore. C'est ainsi que, parmi les nombreux blessés apportés à l'église Saint-Germain-l'Auxerrois le 28 juillet 1830, Olivier, d'Angers, a vu un ouvrier dont la colonne vertébrale avait été brisée par une balle, au milieu de la région dorsale, présenter une paralysie complète des membres inférieurs et l'intelligence rester intacte ; cependant il ne survécut que six heures. Dussault rapporte un exemple semblable, arrivé dans un des jours de notre première grande révolution ; la mort eut lieu promptement. Il s'agit d'un volontaire marseillais qui, au 10 août 1792, reçut dans la poitrine une plaie d'arme à feu, accompagnée de tous les symptômes d'épanchement dans les deux cavités thorachiques, avec agitation extrême ; il vécut vingt-six heures encore, et on n'observa pas de symptômes de paralysie ; je crois plutôt qu'à cette époque on y faisait peu attention. Enfin, à l'autopsie, outre les lésions thorachiques, on trouva que la balle avait fracturé le corps de la dixième vertèbre dorsale, où elle divisait en totalité la moelle épinière. Avec une pareille lésion, il est difficile de croire, malgré l'attestation contraire, qu'il n'y ait eu aucun phénomène de lésion soit dans la mobilité, soit dans la sensibilité. Et puis les mouvements spasmodiques observés continuellement sur ce malade n'étaient-ils pas eux-mêmes des signes de convulsions ? On a trop peu insisté sur l'examen de ces divers phénomènes pour admettre les détails tels qu'ils sont rapportés dans cette observation. On peut dire cependant que Bellingeri paraît avoir observé qu'après avoir coupé transversalement et complétement la moelle épinière, les nerfs qui sortent de sa portion isolée peuvent encore être des organes moteurs pendant un certain temps. De plus, une disposition anatomique, à laquelle on ne fait pas assez d'attention, peut encore servir à expliquer ce phénomène. On sait que les racines rachidiennes s'insèrent à la moelle d'autant plus obliquement qu'elles sont plus inférieures ; de sorte que certains nerfs lombaires remontent évidemment jusqu'à la neuvième ou dixième vertèbre dorsale. On conçoit, d'après un trajet aussi oblique,

que la moelle puisse être détruite dans la région lombaire, sans que pour cette raison les nerfs situés au-dessous de la section cessent de communiquer avec la portion supérieure de la moelle et d'y puiser leur influence motrice. Cette obliquité des nerfs ne se rencontre du reste que dans les paires inférieures, et c'est surtout dans les altérations lombaires qu'on a vu la persistance de quelques mouvements volontaires.

Lorsque la blessure de la moelle a lieu plus près de sa terminaison et que la plaie est étroite dans le renflement lombaire, il est moins extraordinaire de voir les membres inférieurs soumis encore à l'influence de la volonté si cette lésion ne détermine pas une inflammation étendue; le fait suivant en offre un exemple:

Un soldat, blessé d'un coup d'épée à la partie inférieure du dos, ne fit pas grande attention à sa blessure qui fut pansée simplement; il partit pour aller rejoindre son régiment; il fit quatre-vingts lieues avec beaucoup de peine, à cause des douleurs qu'il éprouvait dans sa blessure : il commença à ressentir de l'engourdissement dans les extrémités inférieures : on découvrit une fluctuation profonde; il sortit de la sérosité rousse; la plaie étant dilatée, on sentit un corps dur, étranger, et l'on en tira un bout d'épée long de deux pouces. Le malade fut saisi de convulsions violentes; douze heures après, délire, coma, et mort le lendemain. On reconnut à l'autopsie que l'épée avait percé la partie postérieure de la douzième vertèbre du dos, entre l'apophyse épineuse et les apophyses obliques du côté gauche, que le tronçon qui était resté dans la plaie faite à la vertèbre traversait le corps de la moelle épinière et le canal vertébral, que la pointe allait même se loger au delà du côté droit des onzième et douzième vertèbres du dos. Cette observation n'est pas moins remarquable par la persistance des mouvements volontaires dans les membres inférieurs que par le long espace écoulé sans que le corps étranger enfoncé dans une semblable région ait produit de graves accidents. Elle confirmerait les expériences de Bellingeri, qui s'est assuré que les lésions de la moelle, bornées exclusivement à son centre, n'apportent pas d'altération très-prononcée dans le mouvement ni dans le sentiment, tandis que ces deux facultés sont lésées d'une manière plus ou moins grave si la blessure intéresse les faisceaux médullaires en rapport avec les nerfs spinaux antérieurs et postérieurs. En outre, les remarques que nous venons de faire sur l'insertion des racines lombaires démontrent comment cette disposition doit influer, malgré la section de la moelle, sur la persistance des mouvements et de la sensibilité.

Il n'est que trop avéré que les plaies profondes, les contusions et les compressions de la moelle épinière sont ordinairement mortelles ; cependant nous avons déjà vu un exemple de cicatrisation qui s'est opérée dans une fracture vertébrale et dans le tissu même de la moelle, et qui n'est devenue mortelle que par une seconde chute du malade. Nous allons joindre à ce fait le résumé de deux autres observations, qui montrent que ces lésions, quand elles sont légères, peuvent se borner à causer une paralysie de la sensibilité, sans de grands désordres dans les autres fonctions. Voici la première observation recueillie par M. Bidault de Villiers :

Un militaire âgé de quarante-deux ans fut atteint, en 1812, d'un coup de feu dans la région lombaire : entré à l'hôpital de Montpellier, en 1821, pour une nécrose du calcanéum et pour une incontinence d'urine, qui datait de sa blessure aux lombes, il se rendit ensuite à Paris, à pied, pour obtenir sa retraite ; mais la marche ayant déterminé une hémorragie de la plaie du talon, il entra à l'hôpital de Saulieu. Ce fut pendant son séjour que M. Bidault de Villiers put l'observer avec soin : il reconnut qu'outre l'incontinence d'urine, il existait une paralysie complète du sentiment dans la partie postérieure interne et antérieure des cuisses, de la verge et du scrotum ; on pouvait arracher les poils dans ces endroits, sans que le malade le sentît ; il n'y avait aucune lésion de la motilité des membres inférieurs. Ce malheureux avait imaginé de se lier le bout de la verge, pour contenir les urines, et ne détachait le cordon que lorsqu'il voulait uriner.

On peut supposer, dans ce cas, que la moelle épinière n'avait été intéressée qu'en partie dans ses faisceaux postérieurs.

Un autre militaire avait reçu un coup de feu dans le flanc gauche, et la balle était allée sortir vers la première vertèbre lombaire ; la guérison de cette blessure s'était opérée assez promptement ; mais à peine était-elle achevée que le malade s'aperçut d'une diminution de la sensibilité, qui gagna bientôt tout le côté gauche du corps ; le mouvement volon-

taire était conservé, mais les membres étaient faibles. La sensibilité revint plus tard, par l'effet de
la réouverture de la plaie ; et chaque fois que celle-
ci tendait à se refermer, la paralysie reparaissait :
un traitement énergique, au moyen de nombreux
vésicatoires appliqués aux environs de la plaie, finit
par rappeler entièrement la sensibilité.

SYMPTOMES DES PLAIES ET DES CONTUSIONS DE LA MOELLE ÉPINIÈRE.

C'est par les désordres extérieurs, par la profondeur et la direction de la plaie que l'on peut juger
à quel point la moelle épinière a été lésée. Quand
l'accident est le résultat d'une chute ou d'une violence portée sur le rachis, il y a ordinairement saillie
d'une ou de plusieurs apophyses et quelques ecchy-
moses, qui indiquent le siége du mal. L'abolition
du mouvement et de la sensibilité dans les parties
situées au-dessous du point blessé est le symptôme
caractéristique d'une lésion de la moelle épinière ;
quelquefois cependant la paralysie n'affecte d'abord
que l'un des membres et s'étend insensiblement à
l'autre, ou bien elle reste bornée à un seul côté :
dans quelques cas rares, et que nous avons expli-
qués, les mouvements volontaires persistent dans
les parties inférieures à la blessure. La paralysie
peut ainsi présenter divers phénomènes, suivant que
les faisceaux antérieurs ou postérieurs de la moelle
ont été plus ou moins lésés, ainsi que ceux de la
substance grise centrale. Il résulte de ces variétés
dans la lésion une disparition complète ou incomplète

du sentiment seul, ou bien du mouvement, ou des deux propriétés à la fois; les plaies de la partie postérieure de la moelle spinale sont caractérisées par la perte plus ou moins complète du sentiment, avec une altération légère du mouvement, et celles de la face antérieure, par l'abolition complète du mouvement. Enfin, quand la paralysie n'occupe qu'un côté du corps, qu'un membre, elle existe toujours du même côté que la lésion de la moelle épinière.

Si le corps vulnérant est resté enfoncé dans la moelle, et que cet organe soit ainsi incessamment irrité, il y a des convulsions plus ou moins étendues ; c'est aussi ce qu'on observe quand une esquille est repoussée dans le canal vertébral, à la suite d'une fracture du rachis : on a vu, mais bien rarement, ces accidents ne pas survenir, malgré l'existence d'un corps étranger dans la moelle épinière, et nous en avons rappelé un exemple remarquable.

On observe constamment la paralysie de la vessie dans les altérations de la moelle ; elle se manifeste d'abord par la rétention de l'urine, à laquelle succède un écoulement de liquide, suite de la paralysie des sphincters et du col de cet organe. On a trouvé chez certains sujets la vessie entièrement contractée, et cependant il y avait incontinence d'urine; mais le col était paralysé. L'écoulement involontaire est donc moins l'effet d'un regorgement, comme on dit habituellement, qu'un résultat de la paralysie du col. Sœmmering pense que la paralysie de la totalité de la vessie peut se changer en paralysie spéciale du col, ce qui n'est pas, ce me semble, une

explication très-physiologique ; il est plus rationnel
de dire que la paralysie n'a persisté dans le col que
parce que cet endroit reçoit des rameaux nerveux
plus nombreux de la moelle et du grand sympathique que le reste du corps de la vessie.

Les gros intestins ne sont pas toujours paralysés,
quoique nous ayons pu observer qu'ils pouvaient
l'être jusqu'à la mort. C'est encore à un effet paralytique qu'il faut renvoyer la cause de la rétention
des matières fécales dans l'intestin grêle. D'autres
fois, les déjections involontaires surviennent immédiatement après l'accident, puis la constipation les
remplace. Cependant ce n'est ordinairement que
dans les dernières semaines de la vie que l'on voit
des évacuations alvines involontaires et continuelles
succéder à la constipation opiniâtre qui avait persisté jusque-là ; c'est la même répétition des phénomènes que présente la vessie ; il y a d'abord contraction spasmodique, puis relâchement et paralysie
des sphincters de l'anus. En général, les facultés
intellectuelles ne sont pas troublées, si ce n'est dans
les cas où il y a eu commotion du cerveau.

Lorsque la blessure a son siége dans la région
cervicale de la moelle épinière, on remarque un
embarras dans la prononciation, et la parole est difficile ou impossible. Si la lésion est un peu plus
inférieure, le malade peut parler encore ; mais dès
les premiers moments la voix est faible et comme
éteinte ; la déglutition ne s'opère qu'avec de grandes difficultés.

La respiration, qui est constamment troublée, est
d'autant plus difficile, que la blessure ou la com-

pression de la moelle épinière existe dans un point plus rapproché du bulbe rachidien : au niveau de l'articulation atloïdo-occipitale, la lésion est subitement mortelle. Quand elle est située un peu au-dessous, la respiration ne s'effectue que par les muscles respirateurs externes ; mais le diaphragme n'y participe pas plus que les muscles intercostaux quand la blessure existe au-dessus des nerfs phréniques. Aussi voit-on, dans la contraction violente des muscles du cou et des épaules, les efforts que fait le malade pour soulever et dilater les parois thorachiques : l'abdomen éprouve peu de changements ; les viscères de cette cavité ne sont pas repoussés en avant, et les muscles abdominaux ne se contractent pas lors de l'expiration.

L'acte respiratoire devenant incomplet, par suite de la paralysie du diaphragme, des muscles intercostaux et abdominaux, le malade est affecté de dyspnée et d'une imminente suffocation · aussi la mort arrive-t-elle promptement. Mais lorsque la lésion est au-dessous de l'origine des nerfs phréniques, au niveau de la cinquième vertèbre environ, le malade respire avec plus de liberté et avec plus de force; mais le mouvement d'inspiration est bref; l'expiration est favorisée tout à la fois par l'élasticité du tissu pulmonaire, par la pression mécanique exercée par les parois du thorax, qui reviennent sur elles-mêmes après avoir été soulevées, et par les contractions du diaphragme. Aucune autre action musculaire ne concourt alors à cet acte de la respiration, parce que les nerfs intercostaux et ceux qui animent les muscles abdominaux sont paralysés, et ne peuvent plus exécuter ensemble les mouvements nécessaires pour rendre la respiration complète ; aussi est-elle ordinairement lente : le blessé peut bâiller, parce qu'il n'y a dans cet acte qu'une aspiration d'air ; mais il ne peut pas éternuer, parce que ce mouvement exige un effort d'expulsion qu'il lui est impossible d'exécuter.

Les bras sont paralysés complétement, quand la lésion est supérieure à la réunion des cinquième et sixième vertèbres cervicales. Les mouvements que l'on observe dans les bras se font par l'élévation de l'épaule, qui se transmet ensuite à l'avant-bras ; mais la main ne peut exécuter aucun mouvement partiel. Un autre phénomène remarquable qui accompagne souvent les lésions avec compression de la portion cervicale de la moelle épinière, est l'érection du pénis. Sur treize observations, Olivier, d'Angers, a rencontré ce phénomène six fois. Lawrence a vu aussi l'érection permanente du pénis dans un cas de déplacement de la quatrième vertèbre cervicale sur la cinquième, qui fut suivi de la mort le troisième jour. Le docteur Reveillon, chirurgien de l'hôpital de Maubeuge, a publié un exemple de fracture du corps de la cinquième vertèbre cervicale, dans lequel l'érection s'est manifestée immédiatement après l'accident, auquel le malade succomba au bout de quinze heures. La moelle épinière était intacte, mais comprimée par un épanchement de sang, extérieur à la dure-mère. C'est par la stase du sang et la compression qui en est la suite, qu'on peut ainsi expliquer, chez les pendus, l'érection, ou du moins la très-forte turgescence du pénis, et l'é-

coulement du liquide spermatique. Cette dernière
circonstance, que nous n'avons pas vu mentionner
dans les faits que nous avons rapportés, semblerait
établir la différence essentielle entre l'érection qui
survient par la suspension, et celle qu'on observe à
la suite de la compression de la moelle ; mais si
l'éjaculation spermatique est plus rare, on peut
néanmoins l'observer, comme M. Joly le rapporte
dans un exemple qu'il a recueilli : un coup de pis-
tolet, chargé seulement à poudre, fut tiré à bout
portant sur le côté droit du cou d'un individu qui
jouait à la boule ; la mort fut immédiate, et l'on
trouva les masses apophysaires des deuxième et
troisième vertèbres cervicales brisées par les bourres
et par la commotion ; il restait entre la troisième et
la quatrième vertèbre cervicale un écartement de
quelques lignes qui permettait de voir et de toucher
les enveloppes de la moelle épinière restées intactes,
mais infiltrées de sang. Au moment où il fut frappé,
le blessé porta la main à son cou, s'assit et succomba en moins d'une minute. On trouva sur sa
chemise les traces d'une éjaculation récente.

Une autre remarque encore, dans les lésions de
la moelle cervicale, c'est que l'urine, quelquefois
alcaline, est le plus ordinairement acide, et contient
une portion d'acide urique plus considérable que
dans l'état normal.

Dans les lésions de la région dorsale, les membres
peuvent encore être affectés de paralysie incomplète
du sentiment ou du mouvement, ou des deux à la
fois ; mais lorsque le siége de la lésion est vis-à-vis
la deuxième vertèbre dorsale, la sensibilité et les
mouvements de ces membres ne sont nullement

altérés. La respiration est toujours plus ou moins difficile, mais d'autant moins que la lésion se rapproche le plus de la partie inférieure de la région dorsale. L'érection du pénis est encore au nombre des phénomèmes qui peuvent être observés, mais il est moins fréquent que dans la lésion de la portion cervicale ; on n'a pas observé que la menstruation fût sensiblement influencée par les lésions de la région dorsale. Les désordres de l'appareil urinaire se marquent par l'épaississement de la membrane muqueuse, qui est tapissée d'une couche sablonneuse, cristalline ; c'est alors qu'on voit se former aussi rapidement des escarres plus ou moins étendues dans la région du sacrum. Mon célèbre ami, Guersent fils, a vu ces escarres se former dès le troisième jour dans un cas de compression de la moelle épinière, suite de la pénétration d'une balle dans le corps de la huitième vertèbre dorsale ; il y avait eu turgescence du pénis, mais faible et passagère, pendant les premiers jours.

Le pronostic de toutes ces diverses lésions de la moelle épinière est toujours très-fâcheux, et d'autant plus mortel que la lésion est plus étendue et plus brusque. Malgré les cas exceptionnels que nous avons rapportés, on peut dire que les lésions de la moelle sont nécessairement mortelles. Olivier, d'Angers, rapporte, il est vrai, deux faits qu'il présente comme exemples de guérison ; mais comme la guérison elle-même s'est opposée à ce que l'autopsie pût reconnaître avec précision les parties qui avaient été lésées, il s'ensuit nécessairement que ces deux faits n'ont qu'une valeur problématique.

Traitement.

Les moyens à mettre en usage dans le traitement des lésions de la moelle épinière, dépendent de la nature de ces lésions et des causes qui les ont produites. Si l'instrument vulnérant ou des fragments d'os sont restés enfoncés dans la plaie et qu'ils irritent superficiellement la moelle, on doit en faire l'extraction. C'est ainsi que dans une lésion de la moelle épinière par un coup de feu dans le dos, Louis détacha avec succès les esquilles mobiles du fond de la plaie, vit une suppuration abondante s'établir, et les membres inférieurs recouvrer la sensibilité et le mouvement.

On a conseillé la trépanation des os dans des cas où la compression de la moelle épinière est la suite d'une fracture vertébrale. Cette opération ne peut offrir quelques chances de salut que si la fracture est produite par des causes directes et se borne aux lames vertébrales ; du reste, elle a été opérée sans succès par M. Cline le jeune.

Lorsque la compression de la moelle épinière est accompagnée de contusions violentes, et que le sujet est robuste, il est toujours avantageux de débuter par des saignées générales, afin de prévenir une congestion locale et dont les effets sont toujours très-graves. Il est encore avantageux de recourir aux topiques froids et liquides, soit d'eau froide, soit de quelques lotions résolutives ; on réitère ensuite les applications de sangsues dans le voisinage de la fracture, s'il survient une chaleur vive et des douleurs aiguës dans la région blessée.

Enfin, il faut observer un repos absolu, première et indispensable condition pour favoriser la consolidation de toutes les fractures. Des évacuations sanguines répétées, lorsqu'il survient des phénomènes de réaction, une diète sévère dans les premiers temps, des boissons émollientes et délayantes doivent composer tout le traitement; des lavements légèrement excitants sont administrés de temps en temps; il faut veiller surtout à prévenir ou à combattre l'accumulation des urines en plaçant dans la vessie une sonde que l'on retire chaque jour, pour éviter qu'elle ne se recouvre d'incrustations, qui rendent son extraction pénible.

Lorsque la maladie marche vers la convalescence, on aura recours aux rubéfiants et aux frictions toniques sur le rachis : on a fait aussi avec succès usage d'un large emplâtre stibié, appliqué dans la région dorsale.

ARTICLE IV.

DE LA COMPRESSION LENTE DE LA MOELLE ÉPINIÈRE.

Les causes les plus fréquentes de la compression lente de la moelle épinière proviennent le plus communément des altérations des os qui composent le rachis : tantôt le canal vertébral est rétréci par une exostose, soit du corps, soit des lames d'une ou de plusieurs vertèbres : tantôt le gonflement de la to-

talité du corps et des lames produit un rétrécissement circulaire, un étranglement de la cavité rachidienne : ce rétrécissement peut être assez étendu.
Portal en cite plusieurs cas : dans l'un de ces exemples, le rétrécissement vertébral occupait la longueur
des trois premières vertèbres lombaires. Il a encore
trouvé le canal vertébral réduit à la moitié de son
diamètre ordinaire dans l'étendue des deux vertèbres
dorsales inférieures, chez un homme affecté d'ancienne syphilis. Quelquefois le canal n'est aussi rétréci que dans un point, par le gonflement isolé des
lames d'une seule vertèbre ; l'altération est alors plus
souvent dépendante d'une diathèse rachitique. En
voici un exemple recueilli par Olivier, d'Angers.

Un infirme de soixante ans, haut de 4 pieds, rachitique, marchait toujours avec des béquilles à
cause de la courbure et de la contorsion de ses
extrémités inférieures ; admis à Bicêtre, il ressentit
au bout de plusieurs mois une douleur profonde et
continuelle vers la partie moyenne et postérieure de
la tête et le long du cou : cette douleur augmenta
graduellement ; un an après, il s'aperçut qu'il existait
une tumeur saillante près la nuque et que sa tête se
penchait en avant : la peau du cou et la partie supérieure du thorax étaient le siége d'un engourdissement continuel, accompagné de démangeaisons ex-
cessives ; un an plus tard, les membres supérieurs
perdirent de leur force, ainsi que les membres inférieurs ; enfin la paralysie devint complète dans ces
parties ; il succomba à de larges escarres gangréneuses. A l'autopsie, on trouva un gonflement apo-
physaire et des lames de la deuxième vertèbre cer-

vicale, dont la saillie était aussi prononcée dans le
canal vertébral qu'à l'extérieur ; les deux premières
vertèbres lombaires étaient ramollies, et leurs cartilages articulaires détruits en partie; il y avait une
once environ de sérosité dans la cavité des méninges rachidiennes ; dans le point correspondant au
gonflement de la deuxième vertèbre, la dure-mère
présentait des rugosités osseuses; dans la région lombaire, la dure-mère était changée en une dégénérescence comme encéphaloïde, de couleur jaune,
semblable au tissu des grosses artères. Vis-à-vis la
deuxième vertèbre cervicale, on voyait sur la moelle
épinière une dépression demi-circulaire ; la substance
y était molle sans être désorganisée ; au niveau de la
sixième vertèbre cervicale, les substances médullaires
blanche et grise offraient un ramollissement analogue au premier, et qui s'étendait jusqu'à la deuxième
dorsale ; il existait un troisième ramollissement semblable depuis la septième vertèbre dorsale jusqu'au
renflement lombaire.

Cette observation offre plusieurs particularités qu'il
faut noter : on voit d'abord que les divers points ramollis correspondent aux parties qui ont été le siége
du fourmillement douloureux et de la paralysie qui
lui a succédé; et Olivier remarque que la moelle
épinière était intacte juste dans le point correspondant où, pendant la vie, la peau avait conservé
sa sensibilité : ensuite on voit encore que les faisceaux postérieurs, par leur altération, ont causé la
perte de sensibilité à laquelle n'a succédé que beaucoup plus tard l'anéantissement du mouvement.

Les exemples de compression lente de la moelle

épinière à la suite de la carie des vertèbres sont fréquents : cette compression ne commence que lorsque la gibbosité est très-marquée, et elle augmente
à mesure que cette dernière se prononce davantage.
Cependant il peut se former une saillie très-prononcée d'une ou de plusieurs vertèbres, sans que la
moelle soit comprimée, mais alors la difformité extérieure consiste dans un gonflement ou toute autre
altération des lames et de l'apophyse épineuse de la
vertèbre, sans chevauchement de son corps sur celui
de la vertèbre voisine; de sorte que le canal vertébral conserve ses dimensions naturelles. Quelquefois
un mouvement brusque du malade, ou un effort, détermine un déplacement subit des os cariés, qui produit alors tous les effets de la compression rapide,
sans qu'avant ce déplacement l'on ait observé de
lésion notable dans le sentiment ou dans le mouvement · disons aussi qu'il arrive que le malade res-
sentait vaguement de la douleur ou de l'engourdissement dans les membres, avec une gêne plus ou
moins prononcée dans les mouvements ; c'est le cas
le plus ordinaire.

Un garçon de vingt-deux ans, enfermé dans les
prisons de Bicêtre, était connu pour se livrer aux plus
dégoûtantes manœuvres avec les autres détenus ; il
est pris d'une douleur violente à la partie postérieure
du cou; léger gonflement et pression douloureuse au
niveau des première et deuxième vertèbres cervicales;
la tête est penchée sur l'épaule gauche; les membres
sont engourdis, la déglutition est difficile. Au bout
de six mois, paralysie des bras, ensuite des jambes :
le malade meurt subitement dans un mouvement imprimé à la tête,

A l'autopsie, on trouve que les parties molles de la région postérieure du col sont dégénérées en une substance lardacée, blanchâtre; le condyle droit de l'occipital est carié ; la masse droite de la première vertèbre et l'apophyse odontoïde sont aussi cariées; le prolongement rachidien présente un étranglement et une compression à la partie postérieure et gauche du rebord du trou occipital : cet os était luxé sur la première vertèbre.

La compression exercée dès le principe sur la moelle épinière, dans ce cas, produit les premiers phénomènes d'engourdissement, et, à mesure que la compression devient plus forte, le mouvement paraît devenir aussi plus difficile, et la mort arrive par la luxation spontanée de l'occipital : il est remarquable que la moelle ait conservé ses principales fonctions dans sa portion inférieure pendant la compression exercée si longtemps, mais à un faible degré, sur sa portion supérieure.

Ce fait est analogue à celui rapporté par Schupke; l'altération occupait le condyle droit de l'occipital, ainsi que la surface articulaire corrrespondante de l'atlas ; la paralysie qui d'abord avait frappé le bras droit, s'étendit ensuite au bras gauche, et le malade mourut subitement à la suite de la luxation.

Ces divers exemples ne laissent pas à douter de la cause qui détermine ainsi brusquement la mort; elle provient de la compression instantanée de la moelle, au moment du déplacement des os cariés.

M. Sédillot a publié, en 1833, dans la *Gazette médicale*, un exemple de luxation de l'atlas sur l'axis, déterminée par une secousse brusque imprimée à la tête, et qui causa la mort subitement.

On conçoit d'après ces faits que la luxation des premières vertèbres cervicales, causée par leur carie ou par la destruction de leurs ligaments, détermine ordinairement une lésion profonde dans le mouvement et dans la sensibilité, dès que la compression de la moelle commence à s'opérer. On a vu bien rarement la luxation spontanée des deux premières vertèbres ne pas produire de symtôme grave ; cela n'a pu arriver que lorsque la compression s'opérait lentement, ou que le malade avait pu se tenir longtemps immobile. Rust rapporte plusieurs exemples de la luxation de ces deux vertèbres, guérie par les seuls efforts de la nature.

Quand on n'observe pas de paralysie à la suite de ce genre de luxation, malgré la déformation du col, on doit présumer que ce déplacement progressif de l'atlas sur l'axis s'est effectué sans que la moelle épinière ait été comprimée. C'est ce qu'Olivier a pu constater une fois sur le cadavre ; l'altération consistait en une carie de l'apophyse odontoïde de la seconde vertèbre avec destruction de ses ligaments, qui avait déterminé une luxation incomplète de la première vertèbre sur la seconde ; il n'existait aucune compression de la moelle épinière.

On possède aujourd'hui dans la science un assez grand nombre d'exemples de luxation spontanée des articulations occipito-vertébrales ; mais ce travail s'opère toujours avec une lenteur telle qu'il n'en résulte dans les premiers temps aucun symptôme souvent appréciable, ou tellement vague que le diagnostic en est fort obscur. Lorsque les deux premières vertèbres cervicales éprouvent ainsi peu à

peu un déplacement même étendu dans leurs articulations, sans que les surfaces articulaires ou le
corps des vertèbres soient cariés, la moelle épinière
s'habitue en quelque sorte, dans ce chevauchement
progressif, à une compression dont les progrès sont
insensibles : il en résulte l'absence de troubles fonctionnels graves, quoique la dépression du bulbe rachidien puisse être considérable.

Duverney en rapporte un exemple curieux : il s'agit
d'une tête, avec laquelle les six premières vertèbres
cervicales ne faisaient qu'une continuité, étant toutes
ossifiées ensemble. Le corps de la première vertèbre
était poussé en avant ; il laissait deux ouvertures.
La seconde vertèbre se jetait en arrière avec l'apophyse odontoïde, en sorte que l'articulation de cette
apophyse avec la première vertèbre n'avait plus lieu,
étant éloignée de l'entrée du canal ; d'où l'on peut
conclure que du vivant de cet homme la moelle avait
été comprimée, puisque le diamètre du canal était
diminué des deux tiers. Duverney présume que cette
altération de toute la région cervicale sera survenue
à la suite d'une pendaison momentanée, qui aura
relâché les ligaments, et éloigné les vertèbres les
unes des autres.

On voit au muséum d'histoire naturelle une pièce
dont parle Daubenton, et qui a beaucoup d'analogie
avec la précédente : la seconde vertèbre du cou a été
déplacée et poussée si loin en arrière, qu'il ne reste
qu'un intervalle de trois lignes entre l'apophyse
odontoïde et l'arc postérieur de l'atlas ; cette vertèbre
est en même temps inclinée à droite. On conçoit facilement le mécanisme d'une telle luxation ; mais

quand le canal vertébral a été tellement rétréci, et la moelle épinière si fortement comprimée, il est surprenant que le malade ait pu vivre assez longtemps pour permettre à l'ankylose de se consolider. « J'ai vu, ajoute Daubenton, plusieurs pièces osseuses qui m'ont fait soupçonner que la première vertèbre avait été entièrement déplacée, sans que la mort s'en fût suivie. J'ai trouvé sur deux pièces cette première vertèbre ankylosée avec l'os occipital ; et le trou occipital, au lieu de répondre au trou de la première vertèbre, était placé beaucoup plus postérieurement, et comme divisé en deux parties par la portion annulaire de la première vertèbre. Ces deux condyles de l'os occipital ne répondaient plus aux masses latérales de la première vertèbre, qui étaient soudées avec l'os occipital par une double ankylose. »

Riolan rapporte qu'il a observé des squelettes fort vieux, sur lesquels le canal vertébral avait perdu dans certains endroits une partie de sa cavité ; qu'il a également préparé plusieurs squelettes rachitiques, et qu'il a trouvé dans quelques-uns la figure du canal si changée, et la moelle de l'épine tellement comprimée dans les liens du rétrécissement, qu'il était très-difficile de comprendre comment ces individus avaient pu vivre si longtemps avec de telles difformités.

On ne peut expliquer en effet la persistance de la vie, que parce que le déplacement des os s'opère lentement, comme nous l'avons dit, et que, par cette espèce d'habitude, la moelle épinière parvient à conserver l'intégrité de ses fonctions. M. Jules Cloquet en a observé un exemple intéressant. C'était une an-

kylose de la seconde vertèbre cervicale avec l'occipitale, chez une femme de trente-huit ans, qui avait
été attaquée, six à sept ans avant sa mort, d'une
douleur dans la région postérieure du cou, avec renversement de la tête en arrière et impossibilité
d'exécuter les mouvements de rotation dans cette région; on voyait sur la pièce anatomique, que la
première vertèbre avait été détruite, de manière que
la seconde avait pu remonter au-dessus, et se souder
à l'occipital : l'apophyse odontoïde entrait dans le
grand trou occipital, dont elle rétrécissait le diamètre; elle comprimait fortement l'origine de la
moelle épinière; et cependant, pendant la vie, il n'y
avait existé que des symptômes obscurs d'une lésion
du système nerveux.

Les déplacements de l'occipital sur l'atlas, et de
cette vertèbre sur l'axis, sans phénomènes extérieurs
bien remarquables, ont été observés déjà en assez
grand nombre de fois, comme le prouvent les
exemples que uous venons de rapporter. Boyer fait
observer que l'articulation occipito-atloïdienne n'est
presque jamais seule à subir des changements de
rapports, et que presque toujours l'articulation atlo-
axoïdienne et les ligaments occipito-odontoïdiens ont
éprouvé des altérations plus ou moins anciennes. La
déviation des surfaces articulaires peut être causée
aussi par des exostoses développées sur l'os occipital
près de ses condyles articulaires.

Lorsque le rétrécissement du canal vertébral est
produit par une conformation vicieuse dès les premiers temps de la vie, alors la moelle épinière se
moule pour ainsi dire dans son développement sur la

cavité qui la renferme, et c'est dans ce cas surtout qu'on peut très-bien n'observer aucun des symptômes de compression de cet organe. C'est ainsi que chez un soldat âgé de vingt-deux ans, mort à la suite d'une petite vérole confluente, Olivier, d'Angers, trouva sur le cadavre un rétrécissement irrégulier du trou occipital, dont la forme était analogue à celle d'un croissant : cette configuration particulière provenait de ce que le condyle du côté droit, au lieu d'être obliquement placé d'avant en arrière sur les côtés du trou, était dirigé transversalement, de manière que son axe se trouvait perpendiculaire à celui du condyle du côté opposé : son grand diamètre était le même que celui de ce dernier, et il faisait saillie de la moitié de sa longueur du côté du trou occipital. Ce condyle, au lieu d'être convexe, était concave, et l'apophyse articulaire correspondante de l'atlas était convexe, de sorte que la diminution de capacité du canal résultait seulement de la saillie intérieure du condyle droit de l'occipital... L'individu jouissait de la plénitude de tous ses mouvements.

Dans les cas assez fréquents où la carie a envahi les vertèbres cervicales placées au-dessous des deux premières, la mort n'est pas aussi subite quand les os viennent à se déplacer, parce que les mouvements de la respiration peuvent encore continuer quelque temps. Dupuytren en a vu un singulier exemple.

Une femme de trente-cinq ans entra à l'Hôtel-Dieu, se plaignant d'une forte douleur au côté gauche du cou, avec immobilité de cette partie ; ces douleurs existaient depuis six mois, et étaient plus fortes la nuit que le jour.; les renseignements ayant appris, de plus, que cette femme avait été infectée plusieurs fois du virus vénérien, elle fut soumise à un traitement régulier. Cependant on remarqua tout d'un coup de la douleur et de la roideur dans les deux bras : ils sont paralysés; la sensibilité y est éteinte; la respiration devient pénible; le soir la malade expire. A l'autopsie, Dupuytren peut observer que le corps de la troisième vertèbre cervicale était presque entièrement détruit par la carie et réduit à la grosseur d'une fève; que le corps de la quatrième vertèbre était rugueux, séparé de la troisième, et que le ligament intervertébral était détruit; devant le corps de la quatrième vertèbre cervicale, il y avait une tumeur aplatie, fibreuse; la moelle épinière était ramollie au niveau de la troisième et de la quatrième vertèbre cervicale.

Dans les courbures de la colonne vertébrale chez les rachitiques, la moelle épinière est rarement comprimée, parce qu'elle suit le mouvement de courbure que subit lentement l'axe osseux. Les courbures latérales du rachis seulement peuvent déterminer un changement remarquable dans les trous de conjugaison; alors les nerfs rachidiens présentent une différence de grosseur suivant le côté où ils sortent, et suivant la hauteur de leur sortie; cette disproportion peut expliquer l'inégalité de force et de développement qu'on observe dans leurs membres.

Il arrive quelquefois, dans les affections scrofuleuses, que le gonflement des cartilages intervertébraux puisse déterminer la compression lente de la moelle épinière : dans ce cas on rencontre dans la cavité rachidienne un bourrelet transversal, saillant, qui repousse le ligament vertébral commun postérieur, et au-dessous duquel la substance nerveuse est souvent ramollie.

Dans les divers exemples que nous avons rapportés on voit que la carie des vertèbres est ordinairement accompagnée d'un ramollissement plus ou moins étendu de la moelle dans le point correspondant, et d'après les symptômes manifestés pendant la vie, on peut juger que cette myélite est consécutive à l'altération même des os, et constitue cette carie scrofuleuse connue sous le nom de mal vertébral de Pott. Chez d'autres malades la compression exercée par le développement anormal des corps des vertèbres peut produire un aplatissement de la moelle sans désorganiser son tissu. C'est une déformation assez rare et dont M. Scoutetten a communiqué à Olivier, d'Angers, un cas que nous allons reproduire.

Un sergent âgé de quarante-huit ans entre au Val-de-Grâce le 18 avril 1821 pour y être traité d'une ascite qui s'était développée à la suite de l'impression longtemps prolongée d'un air froid et humide ; quinze jours plus tard, le malade ressentit des douleurs dans les cuisses et dans les jambes, avec difficulté dans la marche ; bientôt il y eut paralysie des extrémités inférieures, mais intégrité dans les fonctions de la vessie et du rectum ; l'ascite augmenta de volume ; l'infiltration gagna le scrotum et les cuisses. Cet état dura deux mois ; il survint des excoriations, le ventre devint énorme, la respiration difficile, et le malade mourut sans avoir jamais accusé de douleur dans la région dorsale. On trouva sur le cadavre, outre les épanchements abdominaux et thorachiques, une altération profonde de la douzième vertèbre dorsale ; la partie postérieure de son corps était réduite en une masse tuberculeuse, blanchâtre, caséiforme. La portion de la moelle épinière qui lui correspondait était tellement aplatie, qu'au premier aspect on pouvait croire qu'elle n'existait plus ; mais une dissection attentive fit voir que les membranes étaient intactes, et que la moelle était réduite à un ruban très-mince, pendant l'espace d'un pouce et demi ; au-dessus et au-dessous du point comprimé, le cordon rachidien reprenait son renflement, et le tissu nerveux ne paraissait aucunement altéré.

Il y a eu ici évidemment comme une atrophie de la moelle à la suite de la compression lente exercée sur elle par la tumeur, et le renflement bulbeux, observé au-dessus et au-dessous de l'atrophie, semble être le résultat du refoulement de la substance médullaire ; les deux portions reprennent ensuite leur volume ordinaire.

Il peut arriver encore que la substance médullaire, après avoir été diffluente et ramollie, soit résorbée à la longue, et que les membranes restant intactes, elles seules servent ensuite à établir avec quelques nerfs rachidiens une communication entre la portion supérieure et la portion inférieure du cordon rachidien : il faut surtout alors que la pie-mère soit restée parfaitement intacte ; et dans ces cas on a vu la persistance du mouvement et du sentiment dans tous les membres.

Tous ces faits prouvent de plus en plus que les diverses portions de la moelle ont une activité spéciale, et que c'est surtout quand leur communication ne cesse pas tout à coup, comme dans une section de la moelle épinière, mais lorsque l'interruption ne s'opère que graduellement par l'effet d'une lente destruction, que les fonctions départies à chacune de ces portions conservent leur influence et leur énergie habituelle ; et cette indépendance d'action est d'autant plus forte que l'individu est plus jeune.

Un enfant de neuf ans, offrant tous les caractères d'une diathèse scrofuleuse, mourut dans un état de marasme complet : depuis longtemps il était affecté d'une carie vertébrale, avec céphalalgie continuelle et intense ; mais jusqu'à la fin le mouvement et la sensibilité avaient persisté dans ses membres. A l'autopsie, il fut constaté qu'il existait une interruption complète du cordon rachidien depuis la neuvième vertèbre dorsale jusqu'au commencement de la première vertèbre lombaire, c'est à-dire dans une étendue de près de quatre pouces. Dans le point où la substance avait disparu, la triple enveloppe de la moelle épinière était aplatie d'avant en arrière et longitudinalement, mais sans offrir d'altération. Après avoir incisé la dure-mère, on vit que la partie supérieure à cette interruption présentait une terminaison bulbeuse et renflée ; la partie inférieure au contraire semblait comprimée d'avant en arrière ; sa consistance et sa couleur n'étaient nullement altérées. Cette portion inférieure de la moelle avait un pouce et demi de longueur environ. Elle ne

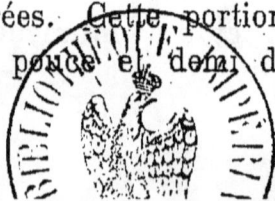

7

semblait pas diminuée de volume. La pie-mère qui
établissait la continuation du cordon rachidien était
aplatie longitudinalement; ses vaisseaux n'étaient
pas injectés. On ne trouva aucune trace de substance médullaire dans sa cavité. Il y avait carie
du corps des neuf premières vertèbres dorsales, et
celui des trois dernières était détruit complétement
et transformé en matière tuberculeuse ramollie.
(Olivier, d'Angers.)

M. Bayle a rapporté dans la *Revue médicale* (année 1824) un autre exemple d'interruption de la
moelle épinière, observée chez un malade qui, bien
que paralysé complétement de la sensibilité et du
mouvement, éprouvait cependant des douleurs très-
vives, des élancements dans les membres inférieurs.

ALTÉRATIONS DE LA DURE-MÈRE RACHIDIENNE.

Outre les altérations du canal osseux qui peuvent
produire la compression lente de la moelle épinière,
il est des cas, beaucoup plus rares, où l'altération
réside dans les méninges seulement. Cependant il
peut arriver qu'on trouve les méninges rachidiennes
épaissies au point de déterminer une paraplégie,
comme dans l'exemple suivant. Un jeune homme
de dix-huit ans entre dans l'hôpital Saint-Antoine,
pour cause de douleurs fixes dans les jambes; il
marchait difficilement. Bientôt les membres inférieurs furent paralysés, ainsi que la vessie et le
rectum; il survint une diarrhée, avec formation d'escarres au sacrum; il succomba dans le marasme.
Le canal vertébral ayant été ouvert avec précaution,

on vit, en soulevant la moelle épinière, que sa face
antérieure était couchée sur un lit de substance
jaune concrète, dont on la détache facilement, excepté en bas, où une petite portion de matière reste
adhérente aux cordons lombaires. La couche de cette
matière concrète fait saillie dans le canal ; elle est
lisse, luisante ; la matière semble végéter sur la
dure-mère. En examinant plus attentivement, on reconnaît que la dure-mère elle-même est dégénérée
et disparaît à l'endroit où commence la substance
morbide. Les corps des cinq dernières vertèbres
dorsales et des deux premières lombaires sont rugueux, percés de trous remplis de la même matière
caséeuse ; au niveau de la dernière dorsale le ligament vertébral antérieur est détruit dans l'étendue
d'un pouce. (Observation recueillie par M. Pétel.)

Une partie de l'altération avait son siége dans la
portion la plus rétrécie du canal vertébral, comme
le fait observer Oliviers, d'Angers, et c'est probablement à cette circonstance, suivant lui, qu'il faut
attribuer une paralysie aussi complète avec une
compression de la moelle en apparence si peu considérable. L'accroissement progressif de la paraplégie porte à penser que la dégénérescence tuberculeuse de la dure-mère s'est propagée de bas en haut,
et l'on peut expliquer ainsi la marche des accidents
jusqu'à la mort.

On a pensé que la dilatation anévrismale des artères qui avoisinent la moelle pouvait encore produire lentement sa compression. Morgagni a trouvé
les petits rameaux qui naissent du tronc basilaire
dilatés d'une manière remarquable. M. Serres a ob-

servé un exemple analogue d'anévrisme de l'artère
basilaire, mais sans symptôme de compression de
la moelle épinière. Une pareille cause doit être rare.
En voici un exemple recueilli par M. Lebert :

Un homme, âgé de soixante-huit ans, avait éprouvé
dix-huit années auparavant une perte subite de
connaissance, avec paraplégie ; les mouvements re-
vinrent lentement dans les membres ; la tête resta
lourde, et l'articulation des mots devint difficile.
Peu apparents pendant les premières années, tous
ces symptômes s'aggravèrent insensiblement; le
malade fut forcé de rester au lit. Examiné alors,
il ne peut plus marcher ni se tenir debout ; la sensibilité générale est conservée ; les bras peuvent
encore se mouvoir faiblement ; il y a imminence de
suffocation. Un an plus tard, tous ces symptômes
s'aggravent; affaiblissement général ; résolution des
quatre membres ; déjections involontaires, déglutition difficile ; dyspnée croissante jusqu'à la mort.
A l'autopsie, on trouve une tumeur bleuâtre, ferme,
inégale, mamelonnée à sa surface, ayant à peu près
la forme et le volume d'un œuf de poule, existant
au-devant de l'extrémité supérieure de la moelle,
située entre l'arachnoïde et la pie-mère ; elle repose
d'une part sur la gouttière basilaire, demeurée intacte, et de l'autre elle est en rapport avec la face
antérieure du bulbe rachidien, qu'elle comprime
fortement; elle se termine en bas par un léger renflement qui dépasse de quelques lignes le niveau
du trou occipital. Sa base, dirigée en haut, se trouve
à la réunion du bulbe avec la protubérance; elle
détermine sur la partie interne et convexe de chaque

lobe cérébelleux une dépression susceptible d'admettre un haricot. La couleur et la consistance du tissu nerveux ne sont pas changées ; la sixième paire de nerfs paraît avoir perdu le cinquième de son volume. L'extrémité supérieure de la moelle épinière, creusée en forme de gouttière, embrasse étroitement toute la partie correspondante de la tumeur ; elle offre de plus une teinte jaune et un ramollissement considérable, qui diminue à mesure que la tumeur devient moins volumineuse. On ne découvre pas de traces des éminences pyramidales, jusqu'à la partie supérieure du bulbe ; les éminences olivaires sont déjetées en dehors ; les racines des nerfs hypoglosses sont en partie détruites ; celles des pneumo-gastriques et glosso-pharyngiens comprimées. La poche anévrismale, décrite ensuite avec beaucoup de soin par M. Lebert, est remplie par une masse fibrineuse, dense, homogène, qui y adhère faiblement ; elle en est séparée par une couche inégale de sang coagulé, d'une ligne et demie d'épaisseur.

On voit dans cette observation que la difficulté de la parole, de la déglutition, l'aphonie et la dyspnée sont produites par la compression des nerfs qui président à ces fonctions, et que le trouble des mouvements coïncide avec l'altération profonde et lente de la partie antérieure du bulbe rachidien ; il faut noter que sa partie postérieure est restée intacte, et que la sensibilité générale avait aussi conservé son intégrité ; qu'enfin la formation de l'anévrisme a probablement précédé la paralysie, dont l'apparition subite est due à un accroissement également rapide de la tumeur, qui a rendu tout d'un coup plus considérable le degré de compression lente que le bulbe rachidien avait supportée jusque-là, sans qu'il survînt aucun symptôme.

Les causes de la compression lente de la moelle épinière peuvent, comme on peut le voir, être très-variées ; les plus fréquentes sont la formation d'un épanchement accidentel sanguin ou séreux, à l'extérieur ou dans l'intérieur des méninges rachidiennes ; la présence d'acéphalocystes, le développement de tubercules, ou de tout autre tissu accidentel, et la formation d'un kyste hydatique. L'effet de cette compression elle-même s'étend aux membranes correspondantes, et tend à leur donner plus d'épaisseur.

SYMPTOMES DE LA COMPRESSION LENTE.

Les accidents sont toujours moins prononcés, si la compression se fait lentement et sur une grande étendue de la moelle épinière à la fois ; ils consistent dans l'abolition plus ou moins complète du sentiment et du mouvement, ou de ces deux facultés simultanément, sans qu'il y ait pour cela de notables et graves désordres dans les autres fonctions viscérales ; mais la transpiration se supprime dans les membres paralysés ; la peau est sèche et l'épiderme s'en détache facilement, ce qui explique encore très-bien la formation si fréquente des escarres ; l'infiltration des membres inférieurs s'observe souvent ; une espèce d'engourdissement se fait d'abord sentir dès la première apparition de la

compression; les mouvements deviennent moins
assurés, douloureux; les membres se rétractent
avant d'être paralysés. C'est surtout lorsque la
compression est le résultat d'une carie des vertèbres
qu'on observe ces derniers phénomènes. Reydelet
prétend que lorsqu'il y a convulsions et rétention
des matières fécales et de l'urine, c'est qu'alors la
désorganisation de la moelle épinière est partielle
et que, ses fonctions persistant toujours, elle manifeste l'irritation qu'elle éprouve par des mouvements
convulsifs et spasmodiques, tandis que sa destruction est complète quand il y a paralysie. Cette
explication qui sent la vieille école, n'est plus en
rapport avec les résultats positifs de l'observation
moderne; nous avons vu souvent, en effet, des cas
de paralysie complète, sans que la moelle fût
détruite, et sans même qu'elle parût présenter d'altération bien manifeste dans le point comprimé.

Du reste, les symptômes de la compression lente
de la moelle sont les mêmes que ceux de sa compression brusque, si ce n'est l'extrème différence
qu'apporte dans son développement la lenteur
même de la formation de l'altération pathologique.
Car dans les cas où il survient un déplacement
subit d'un os pendant le travail d'une compression
lente, ce déplacement devient alors lui-même une
cause de compression brusque exercée par l'apophyse odontoïde ou par l'arc de l'atlas sur le bulbe
rachidien, et la mort est instantanée; si au contraire la compression se fait lentement et sur le
même endroit, le malade ne succombe qu'apres
avoir passé par toutes les phases d'un affaissement

général, d'un anéantissement gradué des membres, de la voix et de la respiration.

Un grand nombre d'exemples démontrent que de tous les points de la moelle épinière, le bulbe rachidien est celui dont une lésion souvent légère entraîne la mort; par une coïncidence remarquable, c'est en même temps la seule portion du système nerveux qui puisse être comprimée lentement sans qu'il en résulte de graves accidents : nous en avons rapporté plusieurs exemples. Le mode d'articulation des deux premières vertèbres cervicales rend raison de cette fréquence relative de la compression du bulbe en comparaison des autres parties de la moelle.

Quand la paralysie résulte d'une compression de la portion dorso-lombaire de la moelle épinière, on voit apparaître successivement différents symptômes qui ont été déjà indiqués à l'article des plaies et contusions de la moelle épinière : seulement la paralysie de la vessie arrive plus tardivement; malgré l'atonie paralytique des membres inférieurs, ils sont encore le siége d'élancements, de secousses convulsives, qu'on ne voit pas ordinairement dans la paraplégie consécutive aux fractures du rachis.

Le pronostic de la compression lente est aussi fâcheux que celui de la compression brusque, quoique le traitement ait cependant plus de chances, à cause même de la maladie ; mais elle reconnaît ordinairement pour cause première une diathèse profonde et générale, soit vénérienne, soit scrofuleuse, d'où dépend la carie des vertèbres. c'est ce qui la

rend incurable. Des escarres se forment au sacrum
et aux trochanters ; l'urine et les matières fécales
les font dégénérer en ulcères très-larges : la fièvre
lente alors se déclare, une suppuration abondante
épuise le malade, qui succombe en conservant son
intelligence ; souvent même, l'inflammation de la
moelle et des nerfs lombaires est la suite de ces
funestes escarres au sacrum.

Cependant la carie vertébrale est susceptible de
guérison, ou du moins ses progrès peuvent être ar-
rêtés : de semblables cas sont rares. Nous en avons
vu un exemple bien remarquable sur M. Murat,
chirurgien en chef de Bicêtre, alors qu'il était attaché au service de la Salpêtrière : affecté d'une carie
vertébrale, il resta couché deux années de suite, se
traitant par des applications continuelles de moxas
dans les environs de la moelle épinière. Son tronc
se raccourcit de près de trois pouces ; mais enfin la
consolidation s'établit, et tellement bien que M. Murat vécut encore plus de vingt années avec tous les
symptômes d'une santé vigoureuse.

On voit donc qu'après la guérison de la carie vertébrale, la moelle épinière n'éprouve aucune altération dans ses propriétés et peut conserver toute
son influence normale sur la motilité. On peut
observer cependant, chez certains sujets irritables,
que les symptômes nerveux persistent après la guérison ou même se développent quelques années
après. Tantôt c'est une sensibilité insolite des membres inférieurs accompagnée d'une chaleur incommode au-dessus et au-dessous du point vertébral
cicatrisé ; tantôt ce sont des élancements aigus et

rapides, des secousses comme tétaniques, de l'incertitude dans les mouvements de progression, une
contraction des parois thorachiques, une gêne dans
la respiration. Ces divers symptômes coïncident
souvent avec les variations atmosphériques, et sont
évidemment le résultat d'un reste d'irritabilité excessive de la moelle épinière. Aussi, comme cette
susceptibilité peut faire craindre un retour de la
maladie première, il ne faut pas craindre, si les exa-
cerbations devenaient trop violentes, d'agir comme
si la maladie était imminente, et à entraîner son
développement par l'application de plusieurs cautères près de l'endroit primitivement malade ; il faut
de plus en entretenir la suppuration pendant quelques mois, et jusqu'à ce que tous les accidents
aient disparu.

Du reste, les différentes causes qui peuvent produire la compression lente de la moelle donnent la
mesure et la nature des agents thérapeutiques par
lesquels il est le plus convenable d'essayer à la
combattre, car, pour la guérir ou l'entraver, la chose
n'est guère possible, excepté dans le cas de carie
vertébrale. Mais que peut-on faire contre les progrès
d'un anévrisme intense qui déprime le bulbe rachidien, contre les acéphalocystes dans le canal
rachidien, contre le développement de tumeurs encéphaloïdes ou tuberculeuses dans la moelle ou
dans ses membranes ?

Mais lorsque la paraplégie est entretenue par une
courbure anguleuse du rachis, déterminée elle-
même par la carie vertébrale, on peut arrêter les
progrès ultérieurs de la compression de la moelle

épinière en bornant ceux de l'altération des os par des applications réitérées de moxas ou mieux de cautères profonds dont on entretient avec soin la suppuration. Pott a démontré les avantages de ce traitement. Cependant il peut arriver qu'on ne parvienne à obtenir une guérison solide qu'à une époque où la flexion du rachis est déjà très-prononcée ; de sorte que la moelle épinière restant comprimée les malades ne recouvrent pas l'usage de leurs membres.

C'est dans ces cas que l'électricité ou l'électro-puncture produisent quelquefois des effets remarquables et peuvent rappeler le mouvement dans les parties depuis longtemps paralysées. Une des conditions principales est la persévérance dans l'emploi de ce moyen thérapeutique ; on peut y adjoindre la noix vomique. Une remarque digne d'intérêt est l'altération plus marquée du mouvement que de la sensibilité. Nous devons encore recommander le traitement à l'hydrofère, dont on peut tirer quelque bon résultat, et les frictions toniques jointes aux dérivatifs appropriés.

ARTICLE V.

COMMOTION DE LA MOELLE ÉPINIÈRE.

L'ébranlement subit qui résulte de la commotion de la moelle épinière est d'autant plus considérable que la cause a été plus violente : de là aussi les altérations variées de son tissu et de ses envelop-

pes. Tantôt on trouve un épanchement de sang plus
ou moins fluide et abondant soit entre la dure-mère
rachidienne et les vertèbres, soit dans les méninges. Si la secousse imprimée à la moelle a été assez
violente pour déterminer une altération de son tissu,
elle est ordinairement plus molle, sans aucune autre désorganisation apparente, si la mort survient
promptement : autrement l'inflammation lui donne
une coloration d'un gris jaunâtre, les deux substances de la moelle ne sont plus distinctes, et quelquefois elles sont mêlées de stries sanguinolentes.
Les vaisseaux qui rampent à la surface de la pie-
mère dans le point correspondant sont plus remplis
de sang.

Quand l'ébranlement qu'elle a éprouvé n'a déterminé aucune des lésions que nous venons d'indiquer, alors les effets sont semblables à ceux de la
commotion cérébrale, et les suites peuvent se dissiper assez facilement.

Vasalva nous en a transmis un exemple intéressant. Un homme âgé de cinquante ans est frappé
violemment par un bois qui tombe sur les trois
dernières vertèbres lombaires. Renversé à demi
mort, il est transporté à l'hôpital Santa-Maria della
Vita, et meurt quatre heures après avoir reçu ce
coup fatal. A l'examen du cadavre, on trouve la
masse des muscles lombaires remplie de sang par
l'effet de la contusion ; il y avait un peu de sang
grumeleux dans l'intérieur des vertèbres qui avaient
été frappées, et cependant la moelle épinière était
parfaitement intacte. Dans ce cas il est évident que
la mort a été le résultat de la commotion violente

qu'a ressentie la moelle épinière, puisqu'aucune lésion n'est assez grave pour l'expliquer.

Voici une autre observation d'un cas semblable
et qu'Olivier, d'Angers, rapporte longuement; nous
allons l'abréger.

Une femme de quarante-neuf ans commence à
ressentir, suivant ses expressions, des douleurs vives dans le corps et dans la tête; elle en rapporte
la cause à une petite tumeur squirrheuse, développée dans l'épaisseur de la mamelle du côté gauche.
Ces douleurs augmentent, et pour s'étourdir, elle
s'enivre assez fréquemment; cette distraction ne
produisant pas l'effet qu'elle paraît en attendre et
la tumeur devenant chaque jour plus douloureuse,
elle maigrit, se désespère, prend la vie en dégoût
et finit un jour par se précipiter dans la rue, d'un
troisième étage. On la transporte à l'hôpital; elle
est plongée dans une stupeur profonde; la respiration est difficile, les membres inférieurs sont paralysés et insensibles. Les deux pieds, qui paraissent
avoir porté les premiers dans la chute, sont luxés;
il y a de plus fracture des os du torse et du tibia.
On fait plusieurs incisions profondes sans que la
malade éprouve la moindre douleur. Dans la soirée
la connaissance et la parole reviennent un peu.
Les bras ne sont pas paralysés, les matières fécales
et les urines s'échappent involontairement, la respiration devient râlante, elle meurt dans la nuit. On
ne trouve sur le cadavre aucune lésion intéres-
sante dans la tête, mais le corps de la dixième vertébrale est fracturé transversalement; le canal vertébral, vis-à-vis la fracture, contient du sang non

coagulé et épanché sur la surface de la dure-mère. La moelle épinière avait cependant conservé sa couleur et sa consistance ordinaires : on trouva de plus une tumeur squirrheuse, que Billard a décrite fort au long, et qui était en communication avec la moelle épinière. Cette altération était complétement étrangère au dernier accident. C'est donc ici la commotion de la moelle, suite de la chute, qui a causé tout à coup la paralysie, et l'absence de toute altération dans le tissu de la moelle atteste que ses fonctions ont été anéanties par le seul effet du violent ébranlement imprimé à tout le système nerveux. On ne peut pas cependant supposer une commotion cérébrale, puisque les bras n'étaient pas paralysés et que l'intelligence était redevenue intacte.

Un couvreur, âgé de vingt-huit ans, tomba du deuxième étage d'une maison où il travaillait. Dans la chute, le dos, la hanche et la cuisse droite frappèrent le sol. Il fut transporté à l'Hôtel-Dieu. Il y avait syncope, hémorragie par l'oreille gauche et vive douleur dans la région dorsale, ainsi que tous les accidents consécutifs, mais à un faible degré. Son état parut s'améliorer pendant dix à douze jours, mais bientôt la prostration des forces devint extrême, les jambes et les cuisses s'infiltrèrent, la respiration s'embarrassa, il survint de la somnolence, puis du coma et enfin la mort, après une très-longue agonie. Son autopsie fit reconnaître que l'apophyse épineuse de la quatrième vertèbre cervicale était séparée des lames ; le corps de la douzième vertèbre dorsale était fracturé obliquement du haut en bas et d'arrière en avant, sans déplacement des fragments qui n'étaient pas réunis. La moelle épinière, d'une consistance ferme dans toute sa longueur, n'offrait qu'un léger ramollissement vers le point qui correspondait à la fracture. Il est probable que cette dernière lésion fnt le résultat de la percussion violente de la moelle épinière dans la chute, et qu'elle ne se développa que consécutivement à la commotion générale dont elle fut d'abord frappée.

Nous allons encore citer, d'après Olivier, d'Angers, un exemple de commotion de la moelle épinière.

Un roulier, tombé sur le dos, se plaint d'y ressentir une vive douleur ; les jambes sont paralysées, il y a rétention d'urine. Le jour suivant, la douleur dorsale est plus vive encore ; de plus, les jambes s'œdématisent, et dix-huit jours après l'accident, le malade succombe comme asphyxié. La colonne vertébrale fut examinée avec soin. On vit que, dans la région dorsale, la moelle épinière était sortie de son canal membraneux : la substance médullaire était appliquée sur la dure-mère par plaques rosées, à bords inégaux, provenant de la substance médullaire qui avait fait irruption. Ces deux ruptures de la gaîne méningienne existaient au niveau des quatrième et cinquième vertèbres dorsales ; le reste de la moelle épinière avait sa consistance ordinaire.

Cette observation, curieuse par la rupture de la dure-mère, suite de la commotion, et par l'espèce de hernie subite qu'a faite la substance médullaire à travers ces deux déchirures, prouve qu'une violence peut agir sur toute l'étendue de la moelle et n'intéresser cependant qu'une partie circonscrite. Quant à cette altération de la moelle, ici, elle n'a donné lieu à aucun symptôme particulier, et le malade ne se plaignait que d'une douleur vive dans le point correspondant à cette rupture.

Les phénomènes produits par la commotion de la moelle épinière peuvent offrir quelquefois de singulières anomalies, ainsi qu'on peut le voir dans l'observation suivante, recueillie par le docteur Dundas, chirurgien de l'hôpital de Bahia.

Un maçon, âgé de trente-trois ans, tomba sur le dos de la hauteur de vingt pieds; revenu à lui, après être resté quelques minutes sans connaissance, il s'aperçut que tout le côté gauche de son corps était paralysé du mouvement, tandis que tout le côté droit, qui avait conservé la liberté des mouvements, était au contraire insensible. Trois mois après cet accident, le malade présentait l'état suivant : il n'éprouvait aucune sensation douloureuse dans les muscles du côté droit lorsqu'on les piquait profondément; dans le côté gauche, la douleur était excessive ; la température du côté droit était plus élevée que celle du côté gauche : à partir de la quatrième vertèbre cervicale, le sentiment et le mouvement étaient conservés des deux côtés. Les autres fonctions ne présentaient aucune altération bien remarquable. L'emploi de la noix vomique, portée successivement jusqu'à vingt grains par jour, produisit des contractions spasmodiques dans les muscles du côté droit, et des douleurs sourdes dans le côté gauche. Tel était l'état du malade quand cette observation fut publiée. On

doit supposer que chez cet individu il y a eu commotion de la moelle épinière, suivie d'une altération
profonde, dans laquelle les faisceaux postérieurs de
la moelle auront été lésés dans un de ses côtés,
pendant que de l'autre côté ce sont les faisceaux antérieurs qui surtout auront dû être affectés. Il y a
encore ici un phénomène remarquable, c'est l'abais-
sement de la température du côté où les nerfs de
la sensibilité sont atteints. Du reste, cet exemple
enseigne que la commotion de la moelle épinière,
malgré la gravité des accidents, peut encore guérir.
En voici un autre exemple, observé par M. Com-
baldieu.

Un brasseur, âgé de quarante-cinq ans, étant occupé à entasser des planches, tombe à la renverse
d'une hauteur de trente-six pieds ; il perd connaissance ; il y a délire, paralysie complète du mouvement
dans les membres inférieurs ; on remarque surtout
une forte contusion dans la région dorsale, à la
hauteur des dixième et douzième vertèbres du dos ;
une ecchymose assez large existe en cet endroit :
on sonde le malade. Le onzième jour, il commence
à ressentir un léger picotement à la jambe gauche,
puis à remuer les orteils du pied ; le vingtième jour
le mouvement était revenu dans les membres, mais
moins fort et plus lentement dans le membre gauche.
Camper rapporte aussi qu'un soldat, dans un accès
de frénésie, sauta d'un second étage par une fenêtre, et tomba debout sur les pieds, puis, par l'effet
de cette première chute, sur le tronc en arrière et
sur la tête : il fut dès lors paralysé des deux jambes ;
il lui survint un écoulement involontaire de l'urine

8

qui dura jusqu'à la guérison; elle ne fut complète qu'au bout d'un an : une fièvre putride l'enleva après. Camper a conservé les vertèbres lombaires dont le corps fracturé transversalement s'était consolidé.

Le fait suivant, observé par M. Lebert, est encore un exemple sinon d'une guérison complète à la suite d'une commotion de la moelle épinière, du moins de l'extrême différence que cette commotion présente avec la gravité des compressions lentes ou brusques de cet organe.

Un homme de trente ans se laissa tomber de la hauteur de douze pieds sur la partie postérieure du bassin; il y eut de suite paralysie complète de la motilité et de la sensibilité dans les membres inférieurs et cette paralysie s'étendait jusqu'à la hanche : rétention d'urine et constipation. Ces symptômes persistèrent au même degré pendant une vingtaine de jours; on appliqua des ventouses scarifiées dans la région lombaire et de chaque côté de la colonne vertébrale. Quelque temps après l'usage de ces moyens, le mouvement et la sensibilité commencèrent à reparaître dans les membres inférieurs, et la guérison finit par être complète, soixante-dix-huit jours après l'accident.

Cordes, chirurgien de Montgiron, a rapporté un fait analogue.

Un maçon de Corbeil tomba d'un troisième étage, perpendiculairement sur les pieds, et resta immobile un quart d'heure. Il est transporté à l'hospice, privé de connaissance et raide comme si son corps n'eût fait qu'une pièce; il revint à lui, parla un peu et se plaignit de vives douleurs dans la région lombaire ; toutes les évacuations étaient involontaires. Pendant douze jours il n'y eut point d'amélioration ; le quatorzième, le malade commença à remuer les orteils ; le vingt-huitième jour, il put marcher seul en s'appuyant sur des béquilles, et sous l'influence des dérivatifs externes et internes, la convalescence s'établit promptement.

Ce cas est remarquable par la contraction générale et comme tétanique qui a suivi la commotion de la moelle épinière, et par la guérison rapide d'un si grave accident.

Il serait très-facile de multiplier de pareils exemples, qui sont si fréquents dans les hôpitaux de Paris en raison des nombreuses constructions qui s'élèvent de toutes parts ; mais ils offrent tous à peu près la même physionomie ; ceux que nous avons cités suffisent pour faire connaître les effets, les symptômes et la marche de la commotion de la moelle épinière ; il ne reste plus maintenant qu'à présenter un résumé succinct de ces divers phénomènes.

On peut se convaincre déjà que les symptômes offrent ici une grande analogie avec ceux des plaies et des compressions de la moelle. Ainsi, la paralysie est plus ou moins complète, la sensibilité plus ou moins abolie ; l'excrétion des matières fécales et des urines est involontaire. Cependant on peut dire que dans la commotion de la moelle épinière la paralysie est moins souvent uniforme dans les deux membres inférieurs, et que, malgré l'anéantissement de la mobilité, ces deux membres sont plus souvent affectés de douleurs vives; souvent il arrive que la vessie et l'intestin ne sont paralysés que momentanément; on a pu observer quelquefois des convulsions, surtout dans les commotions très-violentes. Bellingeri a vu une jeune personne qui, après une chute sur la fesse droite, éprouva pendant plusieurs jours un engourdissement continuel dans le membre inférieur gauche, avec ischurie légère et constipation opiniâtre; il survint ensuite un hoquet fatigant qui dura trois mois.

On voit dans quelques cas la paralysie s'étendre des membres inférieurs, et remonter aux autres parties, puis déterminer la mort, alors même que l'état général donnait quelque espoir de guérison. Quand la commotion n'a pas été très-forte, les accidents, au contraire, cessent graduellement; la sensibilité et le mouvement reparaissent peu à peu, tantôt ensemble, tantôt la sensibilité d'abord, et les autres fonctions nerveuses ensuite. On peut remarquer un refroidissement remarquable dans les parties surtout frappées d'insensibilité; l'érection du pénis ne se rencontre pas comme dans les compressions brusques de la moelle épinière.

Un des premiers soins du médecin est d'explorer avec grande attention la colonne vertébrale dans toute sa longueur, afin de reconnaître s'il y a simplement commotion de la moelle épinière, ou compression déterminée par une fracture. S'il y a un point douloureux, il faut y appliquer de suite un grand nombre de sangsues.

La commotion de la moelle épinière n'est point aussi grave que sa compression, et ses effets ne sont

pas toujours aussi fâcheux que la violence de l'é-
branlement pourrait le faire craindre . ainsi l'on a
vu d'assez nombreux exemples de guérison dans des
cas d'une chute très-élevée, et, au contraire, la mort
survenue promptement dans des circonstances où le
malade n'était tombé que de sa hauteur. D'après
Morgagni, un ébranlement violent de la moelle épinière est rapidement mortel quand il y a en même
temps épanchement de sang. On lit dans les prix
de l'Académie royale de chirurgie l'observation d'un
jeune homme qui tomba de trente pieds sur les
fesses : il y eut déplacement des deuxième, troisième et quatrième vertèbres lombaires qui formèrent
une saillie en dehors : les membres inférieurs étaient
complétement paralysés ; il y avait encore un peu de
sensibilité : la guérison fut entière en moins de
quarante jours.

Aurran raconte qu'un gros homme, âgé de soixante-
dix ans, étant tombé sur son derrière dans un es-
calier, fut à l'instant frappé de paralysie des deux
membres inférieurs, ainsi que de tous les sphincters.
Deux saignées, des frictions spiritueuses et quinze
jours de diète firent disparaître tous ces accidents.

Un des caractères particuliers de la commotion
de la moelle épinière est de pouvoir causer la mort
sans que cet organe ni ses enveloppes éprouvent
d'altération appréciable. Ainsi Franck a vu quatre
individus qui, d'un arbre élevé, étaient tombés tous
les quatre sur le dos ; ils furent tous paralysés et
succombèrent promptement. L'ouverture des cadavres fut faite avec le plus grand soin ; on ne trouva
aucun épanchement, aucune trace d'inflammation ou
de lésion dans la moelle et dans ses enveloppes.

On a observé souvent, lorsque les accidents de
la commotion de la moelle paraissaient entièrement
dissipés, qu'il se déclarait lentement une altération
des vertèbres dont les effets étaient de comprimer
progressivement ce cordon nerveux. Dans quelques
cas, la paralysie des membres persiste, quoique le
malade vive longtemps.

La saignée générale est le premier moyen à employer pour combattre les accidents : on doit la réi-
térer, si le malade est jeune et pléthorique ; on a
recours ensuite aux saignées locales, soit sur le point
douloureux du rachis, soit sur toute sa longueur ;
on peut les remplacer par des ventouses scarifiées.
Si le malade est faible, on insistera moins sur les
évacuations sanguines ; des frictions avec un lini-
ment irritant, des ventouses sèches, des rubéfiants,
enfin tous les dérivatifs sont également indiqués.
Un point important est de vider chaque jour la vessie
et de ne pas laisser la sonde à demeure comme on
le fait souvent ; elle s'incruste de concrétions qui
empêchent de la retirer aisément. Quant aux agents
internes, on peut tenter l'usage combiné ou isolé
des purgatifs et de la teinture de cantharides, quand
une partie des accidents premiers est déjà dissipée.
Sous l'influence de ce traitement le docteur Rebarts
a vu disparaître promptement l'incontinence de l'u-
rine et des matières fécales. Les frictions sèches,
une diète rigoureuse, des tisanes délayantes, quelquefois stimulantes, comme l'infusion légère d'arnica,
compléteront le traitement : on doit renoncer à l'u-
sage de la noix vomique. On évitera enfin tout ce
qui peut exciter ou entretenir une trop grande chaleur sur les régions dorsale et lombaire.

ARTICLE VI.

DES CONGESTIONS SANGUINES DE LA MOELLE ÉPINIÈRE ET DE SES ENVELOPPES.

En observant les anomalies que le vaste réseau artériel et veineux du système rachidien présente chez les vieillards, on peut entrevoir toutes les conséquences qu'entraînent avec elles les congestions sanguines dans un appareil circulatoire où elles ont été encore si peu étudiées. En effet, malgré le nombre et la largeur de leurs anastomoses, les vaisseaux rachidiens offrent dans la vieillesse des dilatations multipliées et considérables. Olivier, d'Angers, avait trouvé que des caillots fibrineux distendent souvent la plupart des veines de la moelle épinière et de ses enveloppes, et témoignent assez de la lenteur et de la difficulté du cours du sang dans des vaisseaux dépourvus de valvules; si l'on ajoute à cette considération que les veines sont adhérentes à des parois solides, et qu'aucune action extérieure ne peut y activer la circulation du sang, on concevra que leur dilatation puisse prendre avec l'âge un développement morbide et devenir de vraies maladies. Il est donc rationnel d'admettre que des congestions répétées dans cette région profonde exercent une influence très-active sur les fonctions de la moelle épinière, comme les congestions encéphaliques troublent profondément l'action du cerveau; et ce point obscur de pa-

thologie avait déjà fixé l'attention de quelques médecins, notamment de Ludwig et surtout de Joseph
Franck.

Ce dernier observateur, en considérant la quantité considérable de sang qu'on trouve dans les veines et dans les sinus de la colonne vertébrale, où
il circule difficilement, demande si l'on doit s'étonner que la suppression des règles et des hémor-
roïdes soit souvent accompagnée de douleurs dorsales ou lombaires, et que l'on remarque de
semblables phénomènes dans la grossesse, dans
certaines affections chroniques de l'abdomen, dans
l'inflammation de l'utérus, dans sa chute, son renversement ou son cancer. N'est-ce pas encore,
ajoute-t-il, à la congestion et à la distention des
sinus vertébraux et des veines de la colonne vertébrale qu'il faut attribuer certaines douleurs du
dos et des membres inférieurs, quelques névralgies
sciatiques, certaines claudications, certains tremblements nerveux, l'engourdissement et même la
paralysie des membres inférieurs, ainsi que plusieurs phénomènes épileptiques et tétaniques?

Suivant cet observateur, les congestions sanguines de la moelle épinière et de ses enveloppes ont
encore lieu lors du frisson de la fièvre, ou consécutivement à une vive irritation des intestins, à un
engorgement du foie ou de la rate, à un rétrécissement de l'aorte, ou par suite d'un anévrisme de
ce vaisseau; alors elles sont quelquefois accompagnées d'une vive douleur dans la région dorsale et
lombaire. Je suis presque certain, dit encore ce
médecin plein de sagacité, que les effets de la res-

piration sur la moelle épinière sont les mêmes que sur le cerveau, et que les veines et les sinus vertébraux doivent éprouver le même gonflement, la même dilatation que les sinus cérébraux et leurs nombreuses veines ; d'où il suit qu'il peut arriver dans le canal vertébral une pléthore momentanée, lorsque les poumons éprouvent dans leur action une gêne plus ou moins prolongée.

Cette remarque relative à l'influence de la respiration sur le centre nerveux rachidien a été confirmée par les expériences de la physiologie moderne et par de nombreux faits pathologiques. Quant aux congestions rachidiennes produites lors du frisson de la fièvre, Olivier, d'Angers, ne doute pas qu'elles ne soient aussi la cause de plusieurs phénomènes qu'on observe assez communément dans les accès fébriles, comme la chaleur et les douleurs dorsales, le sentiment de fatigue et de courbature générale, les engourdissements passagers et tous les autres phénomènes analogues dont l'intensité est du reste d'autant plus grande que la congestion sanguine peut se répandre à la fois dans les vaisseaux des enveloppes de la moelle épinière et dans les vaisseaux propres à son tissu. Joseph Franck, à l'appui des considérations que nous venons de rapporter, fait remarquer que chaque branche artérielle intercostale et lombaire envoie dans le canal vertébral un rameau qui s'anastomose avec les artères spinales, et que ces artères sont quelquefois le siége d'un anévrisme ; et qu'ensuite, comme toutes les veines du canal vertébral s'ouvrent dans les intercostales qui se terminent au moyen de l'azygos dans la veine cave supérieure, on conçoit que toutes les altérations des poumons et des cavités droites du cœur, apportant un obstacle à la circulation, doivent nécessairement déterminer dans le rachis une pléthore veineuse. Ainsi s'expliquent les affections de la moelle épinière qui surviennent à la suite d'une suppression de règles, d'un flux hémorroïdal, ou de tout autre écoulement habituel.

Ces citations sont suffisantes pour prouver que ce point de pathologie n'avait pas échappé à l'observation, et cependant depuis longues années les aperçus pratiques de Franck et de Ludwig étaient à peu près restés dans l'oubli. C'est donc surtout à Olivier, d'Angers, qu'il faut reconnaître le mérite de les avoir remis en honneur, et de s'être livré à des recherches intéressantes qui forment certainement une des parties les plus nouvelles et les plus instructives de son traité des maladies de la moelle épinière.

Nous avons déjà parlé de l'analogie qui existe entre les congestions du cerveau et celle de la moelle épinière : un examen comparatif de leurs principaux symptômes fera mieux ressortir les différences qui peuvent les caractériser. D'abord la conséquence la plus ordinaire de ces deux congestions est d'apporter un désordre plus ou moins profond dans la motilité et dans la sensibilité du tronc et des membres, en un mot de causer des paralysies plus ou moins étendues; mais ensuite, il y a des différences notables dans le degré de l'abolition du mouvement ou du sentiment.

La paralysie est plus complète dans la congestion

cérébrale, et s'étend presque toujours aux membres
supérieurs et inférieurs à la fois, ainsi qu'aux
parois du tronc.

Cette différence est en raison de la distribution
des vaisseaux soit dans l'appareil encéphalique, soit
dans l'appareil rachidien, et des fonctions spéciales
qu'ils remplissent.

Dans le cerveau, les artères ne sont pas seulement ramifiées à la surface; de très-grandes branches pénètrent profondément dans les anfractuosités
que forme la substance nerveuse, en sorte qu'une
congestion ne comprime pas seulement l'organe en
dehors, mais qu'il éprouve encore dans son intérieur une sorte d'expansion due à l'afflux du sang
dans les vaisseaux du centre; de là des phénomènes plus profonds, plus généraux. Cette double
cause de compression n'existe pas dans la moelle
épinière, dont tous les vaisseaux sont en quelque
sorte superficiels; car ceux qui se ramifient dans
son extérieur sont presque capillaires; il résulte de
cette disposition que la compression produite sur
la moelle par les congestions sanguines rachidiennes, est moins forte, plus étendue et agit toujours
de dehors en dedans sur tous les points de la périphérie. Ensuite la capacité relative des enveloppes
osseuses du cerveau et de la moelle n'a-t-elle pas
aussi une grande influence?

L'importance et l'étendue de l'appareil vasculaire
de la moelle épinière, et la situation de ce cordon
nerveux au milieu de ses membranes et du canal
vertébral, pourraient faire supposer que la paralysie,
dans la congestion rachidienne, doit être générale;

mais les faits pathologiques prouvent que souvent la lésion du mouvement peut être bornée aux membres supérieurs, quoiqu'elle soit plus ordinaire dans les membres inférieurs ; et l'on doit admettre que dans ces cas la congestion a été bornée aussi à certaines régions de la moelle épinière. On peut même dire qu'il arrive alors pour cet organe ce qu'on observe également dans les congestions du cerveau, c'est-à-dire que, malgré la congestion générale des deux hémisphères, il n'en résulte pourtant que des phénomènes de paralysie partiels et circonscrits. M. Andral et M. Mantault en rapportent des exemples remarquables. A ces observations dans lesquelles l'examen du cadavre a démontré qu'une congestion simultanée et égale des deux lobes du cerveau a pu cependant n'occasionner qu'une hémiplégie, on peut ajouter les cas où une paralysie semblable disparaît rapidement avec les phénomènes cérébraux qui l'avaient déterminée. On a vu ainsi dans plusieurs cas, à la suite d'une congestion de l'encéphale, une hémiplégie consécutive se résorber en peu de jours.

Olivier, d'Angers, rapporte l'exemple de deux jeunes femmes, d'ailleurs bien portantes, chez lesquelles l'apparition des règles était précédée par une hémiplégie incomplète, qui se dissipait et se reproduisait plusieurs fois dans la journée, et disparaissait enfin quand la menstruation était bien établie. M. Bataille a publié une observation d'hémiplégie intermittente précédée d'hématémèse, et traitée avec succès par le sulfate de quinine. L'état de grossesse peut aussi produire de semblables phénomènes. Mais c'est particulièrement après les attaques d'hystérie qu'on observe ces paralysies passagères et mobiles qui sont accompagnées ordinairement d'abolition du mouvement et du sentiment. M. Beau, dans ses recherches statistiques sur l'épilepsie et l'hystérie, a pu observer une paralysie de ce genre chez une fille hystérico-épileptique, dont le membre inférieur gauche, entièrement paralysé après une attaque, ne recouvra la sensibilité et le mouvement qu'au bout de quatre mois; il a vu une autre personne affectée d'hystérie, qui fut pendant une année prise de paralysie après chaque attaque : chaque fois la paralysie changeait de place et durait jusqu'à l'attaque suivante ; ainsi l'on vit successivement les bras, les jambes, la langue, les yeux perdre ou recouvrer leurs facultés contractiles ou sensitives.

S'il est constaté qu'une congestion sanguine de la totalité du cerveau détermine une paralysie partielle, il faut admettre qu'il en est de même pour la congestion rachidienne ; il est possible aussi que dans bien des cas la fluxion sanguine n'ait pas été, dans tous les points, aussi uniforme, aussi profonde qu'on a pu le reconnaître sur le cadavre ; et les mêmes considérations s'appliquent aux lésions, comme aux effets déterminés par la congestion rachidienne.

Aussi elle peut être passagère, comme celle du cerveau, et durable dans d'autres cas, ainsi qu'on l'a vu dans certaines paralysies incomplètes, qui persistent sans qu'il y ait eu à proprement parler de symptômes de myélite, et restent dans un état complétement stationnaire ; seulement les malades qui en sont affectés se plaignent d'une faiblesse singulière de leurs jambes, lorsqu'ils marchent ou qu'ils se tiennent un peu de temps debout; mais dès qu'ils sont assis cette faiblesse disparaît, et ils retrouvent dans les mouvements partiels des cuisses, des jambes et des pieds la même précision et la même force que dans l'état de santé.

Les congestions rachidiennes déterminent, outre la paralysie incomplète, des phénomènes nerveux fort différents de la paralysie. Nous avons exposé dans notre premier volume les principales formes auxquelles il faut rapporter la série des symptômes de la congestion cérébrale, et nous y renvoyons pour ne pas faire d'inutiles répétitions. Quant à la congestion rachidienne, on peut dire que ses effets sont différents suivant le degré d'intensité de la congestion, et suivant surtout qu'elle se forme isolément ou simultanément dans le tissu même de la moelle épinière, ou dans ses enveloppes; enfin ce cordon nerveux peut devenir, comme le cerveau, le foyer d'un épanchement apoplectique, semblable en tous points à ceux qu'on y observe, sauf le volume et l'étendue.

Les congestions rachidiennes se présentent donc sous trois formes bien distinctes :

1° La congestion veineuse, avec ou sans augmentation de l'exhalation séreuse ;

2° La congestion myélo–méningienne, avec ou sans épanchement dans la cavité des méninges rachidiennes ;

3° La congestion intra–myélique ou l'apoplexie de la moelle épinière, ou hématomyélie d'Olivier, d'Angers.

§ Ier.

De la congestion veineuse rachidienne.

L'observation clinique conduisit cet observateur
à soupçonner l'existence de cette première forme
de la congestion rachidienne. Il avait remarqué que
plusieurs individus affectés d'une paralysie générale, mais incomplète, sans lésion des facultés intellectuelles, sans phénomènes cérébraux précurseurs ou concomitants, recouvraient assez facilement et en peu de temps la motilité et la sensibilité.
Différentes ouvertures pratiquées sur des cadavres
qui avaient présenté ces phénomènes, lui démon-
trèrent que ces symptômes prolongés jusqu'à la
mort, étaient dus à une accumulation plus ou
moins rapide de sang dans les vaisseaux rachidiens, et que cette accumulation veineuse devenait
elle-même la cause d'une exhalation plus abondante du liquide vertébral. C'était entrevoir l'étroite
liaison qui s'établit dans le rachis, entre la congestion veineuse et la congestion séreuse, puisqu'en
effet il est difficile dans la plupart des cas
d'isoler ces deux phénomènes l'un de l'autre. Ainsi
Olivier trouva qu'il y avait d'autant plus de sérosité dans le canal vertébral qu'il existait une congestion sanguine plus forte dans les veines du rachis et des méninges rachidiennes; d'où il suit,
comme M. Rayer le fait observer, que la lenteur
et a difficulté du cours du sang veineux peuvent

être ici les causes d'une hydropisie indépendante de toute inflammation des membranes, comme il arrive dans les autres cavités séreuses.

Telle paraît être la cause fréquente de cet engourdissement plus ou moins douloureux des membres avec affaiblissement du mouvement qui affecte certains individus, et qui s'étend par degrés des jambes et du tronc aux extrémités supérieures. Dans cet état, les malades restent couchés sur le dos et présentent les symptômes d'une paralysie générale, mais incomplète : les mouvements du thorax sont ralentis, mais la circulation reste à peu près normale. Dans cet état d'engourdissement paralytique, il n'est pas rare de voir les malades recouvrer peu à peu le mouvement et la sensibilité, et les symptômes disparaissent graduellement en commençant par les extrémités supérieures ; les autres fonctions sont peu troublées et les facultés intellectuelles restent intactes : ce dernier phénomène, l'intégrité de l'intelligence dans ce cas, suffit pour établir la différence entre cette paralysie générale incomplète et la paralysie générale des aliénés que nous avons décrite avec soin, sous le nom de cérébrite paralytique, puisque la désorganisation du cerveau est presque toujours une inflammation lente de ses diverses parties. La paralysie que signale ici Olivier, d'Angers, diffère donc de cette paralysie chez les aliénés, surtout chez ceux dont la folie est le résultat de la masturbation, des excès vénériens, de l'abus des liqueurs spiritueuses, du mercure, des chagrins profonds, des fatigues et des contentions de l'esprit. Dans cette paralysie, l'embarras de la langue est le premier symptôme qui se manifeste, en même temps qu'un défaut d'assurance dans la marche ; cette paralysie simultanée des mouvements de la langue et des jambes augmente progressivement, ensuite les bras deviennent aussi plus pesants ; ils s'engourdissent, et les individus succombent au bout d'un temps plus ou moins long dans la torpeur et le marasme.

La marche de la paralysie qui dépend d'une congestion rachidienne est bien différente : les individus qui en sont affectés ne présentent aucun des symptômes cérébraux que nous venons de signaler, comme on peut s'en convaincre par les faits que nous allons rapporter, avant de présenter un résumé succinct de ses symptômes.

Disons d'abord que lorsque la congestion rachidienne est très-active, elle peut être accompagnée de douleurs dorsales qui se propagent de bas en haut à mesure que la paralysie s'étend dans le même sens ; et ces douleurs sont ordinairement la suite d'une accumulation séreuse qui vient compliquer la congestion sanguine du rachis et augmente la compression de la moelle épinière. En voici un exemple observé par Olivier.

Un serrurier, âgé de vingt ans, entra à l'hôpital Necker avec tous les symptômes d'une inflammation gastro-intestinale : il eut plusieurs hémorragies nasales abondantes pendant les vingt-huit premiers jours, mais sans amélioration ; les accidents augmentèrent d'intensité jusqu'au trentième jour, puis diminuèrent graduellement jusqu'au soixantième. La guérison paraissait enfin assurée, lorsqu'un soir,

en descendant du lit, il sent un engourdissement
dans les jambes; elles fléchissent et il tombe : le
lendemain la paralysie est complète, la sensibilité
est obtuse, avec sentiment de fourmillement; une
douleur vive se fait sentir dans la région dorsale :
les membres supérieurs sont libres; le quatrième
jour la douleur du dos augmente et les deux bras
commencent aussi à devenir plus engourdis. Le
sixième jour les accidents diminuèrent d'intensité;
l'engourdissement des bras disparut, la douleur
dorsale se calma, les bras reprirent bientôt leur
énergie, les phénomènes d'insensibilité se dissipè-
rent aussi dans tout le corps en suivant une marche descendante, et le malade finit par sortir de
l'hôpital avec toutes ses forces et son embonpoint
premier.

Olivier pense que les phénomènes présentés par
ce malade ont été le résultat d'une congestion rachidienne très-active, puisqu'on ne voit aucun des
symptômes qui caractérisent une méningite. Quant
à nous, cette explication nous paraît bien hypothé-
tique. La congestion a pu être aussi bien séreuse
que sanguine; il se peut même qu'il se soit opéré
un léger épanchement, une altération locale de la
moelle ou de toute autre lésion analogue. Ce fait,
en résumé, ne nous semble pas établir parfaitement
qu'il n'y ait eu, chez ce malade, qu'une congestion
rachidienne.

On sait depuis longtemps que les congestions rachidiennes sont souvent consécutives à une affection morbide des organes abdominaux ou thorachiques; sous ce point de vue, l'observation précédente

pourrait en être un exemple. C'est ainsi que
M. Graves a vu, dans deux cas, la paraplégie succéder aussi à une inflammation gastro-intestinale,
quoique la paralysie ait persisté chez un de ces
malades. Chez tous les deux la vessie et l'intestin
n'étaient pas affectés de paralysie, mais la station
et la marche étaient impossibles : « Je ne puis comprendre, ajoute M. Graves, pourquoi il existait une
différence dans la force musculaire des membres
paralysés, suivant qu'ils étaient debout ou couchés,
car dans le lit, le mouvement était encore possible. »
Olivier pense de son côté que c'est précisément cette
circonstance particulière qui doit faire attribuer la
paralysie incomplète à une congestion vasculaire
avec excès de sérosité rachidienne. Nous ajouterons,
pour notre compte, que nous y voyons encore autre chose, c'est-à-dire que chez ces malades il y
avait *paraplégie* des muscles fléchisseurs, plutôt que
des muscles extenseurs de la cuisse et des jambes;
que la cause pourrait bien résider ailleurs qu'Olivier ne l'avait supposée, par exemple, dans une lésion limitée d'un des cordons antérieurs rachidiens ;
voici, du reste, comme il continue son explication :
« Dans le coucher en supination, le liquide étant
réparti plus uniformément dans toute l'étendue du
canal vertébral, la compression de la partie inférieure de la moelle épinière était nécessairement
moindre que lorsque ce liquide se trouvait accumulé
dans la région sacrée et lombaire des enveloppes
méningiennes, dès que le malade se tenait dans
une position verticale. » Cette différence caractérise
la paralysie produite par les congestions rachidien-

nes. On peut supposer dans ces cas que la douleur dorsale dépend de la compression qu'exerce l'accumulation du liquide sur la moelle épinière. Ainsi l'on a constaté sur des enfants affectés de spina-bifida et d'hydrorachis, que la pression un peu forte exercée sur la tumeur causait toujours de la douleur et des cris; il suffit donc que cette compression de la moelle épinière soit un peu accrue par une augmentation dans la quantité du liquide rachidien, pour que les malades éprouvent une sensation plus ou moins douloureuse dans les divers points de la colonne vertébrale. L'état pléthorique peut également contribuer à prolonger la congestion rachidienne; mais une des causes les plus fréquentes de son aggravation est certainement la suppression des menstrues.

Une femme de vingt-huit ans, fortement constituée, avait éprouvé, comme le rapporte M. Desfray, plusieurs irrégularités dans ses règles à cause des nombreuses imprudences qu'elle commettait. En courant, un jour, elle traversa l'eau d'une fontaine pendant que ses règles coulaient; elle fut saisie d'un froid glacial : l'écoulement cessa; elle se plaignit d'une forte douleur dans les lombes; les jambes ne purent plus marcher; la vessie fut paralysée. Cet état dura quatre jours et céda à un traitement dérivatif convenable; le cinquième jour, la paralysie disparut, les jambes reprirent leur activité et la malade fut entièrement rétablie.

Quand la congestion rachidienne doit être consécutive à quelque lésion des viscères thorachiques ou abdominaux, c'est surtout dans les affections des reins qu'on peut craindre son développement. On sait les étroites annexions qui lient ces organes à la moelle épinière, et l'influence directe qu'elle exerce sur la sécrétion urinaire. Or, il arrive souvent que dans les inflammations des reins, on observe des symptômes de paraplégie concomitants. Il est vraisemblable alors que les phénomènes de paralysie sont dus à une congestion rachidienne avec ou sans surcroît d'exhalation séreuse. Le docteur Stanley est celui qui a surtout appelé l'attention sur cette coïncidence ; dans les observations qu'il rapporte, la moelle n'était pas altérée, mais on trouvait une congestion notable des vaisseaux de la moelle épinière et des méninges rachidiennes, ainsi que de la sérosité dans leur cavité. Le point remarquable de ces observations, c'est l'existence pendant quelques jours de la paraplégie avec l'intégrité de la moelle épinière.

Si l'on ajoute à ces faits que l'altération des reins peut être elle-même la cause d'une hydropisie particulière, tantôt partielle, tantôt générale, comme l'a observé Richard Bright ; que dans cette hydropisie la grande quantité d'albumine qu'entraîne l'urine rendant le séreux du sang plus fluide, plus ténu, on concevra qu'il pénètre plus facilement les parois des capillaires artériels. S'il faut admettre avec M. Sédillot, d'après cette modification du sang, que l'absorption veineuse est moins active, on pourra juger aussi comment se forment en pareil cas les épanchements dans les cavités séreuses et les infiltrations du tissu cellulaire. Observons encore que dans certains cas, l'altération des reins peut occa-

sionner une exhalation séreuse plus abondante dans
la cavité des méninges rachidiennes, comme elle
en détermine dans la cavité péritonéale. Dès lors la
paraplégie résulterait ici d'une véritable hydropisie
rachidienne indépendante de toute congestion vasculaire préexistante. Il est probable que dans quelques cas la paralysie doit provenir d'une cause
semblable.

Nous avons dit que la respiration exerçait une
grande influence sur la circulation du rachis, et c'est
surtout dans les altérations profondes et aiguës du
poumon que cette influence se manifeste par une
plus grande difficulté de respirer, qui peut dégénérer en véritable asphyxie. M. Ménière en a vu un
exemple à l'Hôtel-Dieu.

Un homme de soixante ans était entré dans cet
hôpital pour un affaiblissement notable des membres
inférieurs, accompagné d'une exaltation de la sensibilité dans les mêmes parties : peu à peu les membres supérieurs participèrent au même état, et pendant quelque temps cette espèce de paralysie générale avec excès de sensibilité persista au même
degré. Les membres supérieurs recouvrèrent graduellement la liberté de leurs mouvements ; la sensibilité cessa d'être aussi vive, et l'on ne tarda pas
à observer un changement analogue dans les
membres inférieurs. Cette paralysie, qui avait suivi
une marche ascendante, s'était dissipée également
par une décroissante progression, et avait fini par
disparaître lorsqu'elle se rencontra avec une pleuro-
pneumonie : cette dernière maladie fit d'assez rapides
progrès, et l'on vit la paralysie s'aggraver jusqu'au

moment de la mort, de telle sorte que le malade
était retombé dans son ancien état de paralysie
avec extrême sensibilité des téguments. A l'autopsie
on trouva une pleuro-pneumonie du côté droit; mais
il existait en même temps une congestion considérable de sang dans toutes les veines méningo-rachi-
diennes, qui étaient fortement dilatées : la moelle
était dans son état normal, ainsi que le reste de l'axe
cérébro-spinal.

La suppression de la transpiration des pieds a été
signalée aussi comme une des causes de la congestion rachidienne, et parmi les nombreux exemples
que Lobstein a pu observer sur les accidents qui
surviennent à la suite de cette suppression, on remarque quelques faits de paralysie plus ou moins
passagère qu'on ne peut guère expliquer que par
une congestion rachidienne momentanée et plus ou
moins considérable. On a signalé aussi l'influence
nuisible que les excès d'onanisme produisent sur le
système nerveux en général, ainsi que l'abus des
plaisirs vénériens Si l'on examine avec attention
les phénomènes qui se passent dans l'acte généra-
teur, on voit qu'indépendamment de l'excitation
réelle du centre cérébro-spinal, les appareils circulatoire et respiratoire sont le siége d'une congestion
plus ou moins forte. On peut observer également
chez quelques individus, durant l'acte de la copu-
lation et au moment de l'éjaculation spermatique,
des mouvements épileptiformes, le gonflement de la
face, l'accélération de la respiration, des secousses
convulsives dans les membres, phénomènes pendant
la durée desquels le sang est accumulé dans la poi-

trine et se trouve chassé avec force par le cœur,
soit dans les poumons, soit vers la tête, où quelquefois il détermine une hémorragie cérébrale mortelle. Ces congestions des organes respiratoires pendant le coït ne peuvent pas se renouveler fréquemment sans produire des effets analogues sur le
système cérébro-spinal, qui est déjà lui-même directement influencé dans cette circonstance. A la
suite de ces congestions répétées, la dilatation des
vaisseaux du rachis favorise la stagnation et l'accumulation du sang dans les parties déclives; l'exhalation de la sérosité est augmentée, et l'on voit survenir tous les symptômes de la congestion rachidienne.

Un phénomène qui paraît difficile à expliquer
dans cette maladie, c'est la persistance ordinaire de
la sensibilité dans les membres frappés de l'atonie
paralytique, c'est-à-dire de l'abolition de leurs mouvements. Si l'on considère ce symptôme morbide
sans examiner de plus près, on conçoit, en effet,
difficilement que la sensibilité ou le mouvement
puissent être isolément frappés, puisque la moelle
épinière doit se trouver également comprimée dans
tous les points de la surface par le liquide. Cependant quand on observe avec plus d'attention la position de la moelle dans le canal rachidien, on
voit que sa partie antérieure est maintenue presque
immédiatement appliquée contre la face postérieure
du corps des vertèbres par les racines rachidiennes,
tandis que la partie postérieure est éloignée de cinq
ou six lignes de la face correspondante du canal.
Il résulte de cette disposition, que si le liquide en-

toure effectivement la moelle, il n'exerce une compression plus forte que sur la face qui est restée
libre, à découvert, c'est-à-dire sur la face antérieure de la moelle, pendant que la face postérieure
se trouve comme protégée par le corps même des
vertèbres. D'un autre côté, s'il se forme en même
temps une congestion dans les vaisseaux de la pie-
mère qui rampent à la surface de la moelle épinière,
l'effort de la dilatation de ces vaisseaux agissant en
totalité sur la surface antérieure du cordon nerveux,
les faisceaux antérieurs sont plus fortement com-
primés : de là vient que la paralysie, dans la congestion rachidienne, frappe plus particulièrement le
mouvement que la sensibilité. Cette explication, que
nous empruntons tout entière à Olivier, nous paraît
assez plausible ; elle est, du moins, ingénieuse.

On conçoit, du reste, que cette explication, quelque admissible qu'elle puisse être, n'a d'autre valeur que celle d'une spéculation théorique, et qu'elle
aurait besoin d'être appuyée sur des preuves anatomiques et sur des démonstrations expérimentales ;
mais il est difficile que de semblables phénomènes
qui sont liés à l'activité même de la vie, puissent
se reconnaître après la mort. Cette remarque est
surtout applicable aux lésions si nombreuses et si
fugaces du système nerveux, dont souvent les altérations profondes ne laissent pas de traces appréciables, surtout lorsqu'elles durent peu de temps.

Il peut encore arriver qu'une congestion rachidienne augmente rapidement et jusqu'au point de
devenir mortelle, sans être accompagnée de douleur
dorsale : cette douleur ne serait donc pas un phé-

nomène aussi caractéristique que le prétend Olivier, surtout dans cette première espèce de congestion ; toutefois nous pourrons voir dans quelques exemples qu'on peut l'observer assez constamment. Il est rare aussi qu'elle s'étende à toute la longueur du rachis ; elle est ordinairement locale et circonscrite.

Chez une dame qui éprouvait cette douleur dans la région dorsale seulement, ainsi qu'un sentiment de fatigue et de pesanteur extrême dans les membres supérieurs et dans les épaules, toute la région douloureuse du dos était en même temps rouge et chaude. La malade accusait une douleur cuisante et comme de brûlure légère que n'exaspérait pas la pression exercée sur les apophyses vertébrales ; elle se plaignait d'une sensation douloureuse, entièrement semblable au milieu de la poitrine ; et correspondant à la même étendue que celle du dos : des applications de sangsues diminuèrent les douleurs extérieures, mais non le léger engourdissement paralytique des membres.

Dans les congestions sanguines de la région cervico-dorsale, il peut survenir des phénomènes nerveux dont la bizarrerie induit souvent en erreur sur le véritable siége du mal et sur sa cause réelle. Une dame présentait la douleur dorsale avec complication d'une gêne très-fatigante dans la déglutition ; le passage des aliments était douloureux ; ils semblaient s'arrêter au milieu de l'œsophage, et déterminaient alors une douleur aiguë et circonscrite dans le point correspondant du dos ; les deux membres supérieurs étaient constamment lourds, les mouvements des jambes et des pieds gênés et incertains. Ces divers accidents, qui s'étaient montrés à la suite d'une suppression de règles, persistèrent au même degré pendant trois mois, et cessèrent après le retour du flux menstruel. La douleur dorsale et l'état de torpeur et de demi-paralysie du mouvement dans les membres supérieurs revint plus tard avec la douleur dorsale. La sensibilité resta toujours intacte. On voit dans ce cas un nouvel exemple de l'influence variée que peut exercer la menstruation sur les congestions rachidiennes. Nous en citerons encore un exemple d'après Olivier, d'Angers.

Une dame de quarante-neuf ans avait cessé d'être régulièrement réglée depuis une année. Alors elle éprouva de singuliers accidents : sans aucune cause, qu'elle fût levée ou couchée, à jeun ou après le repas, assise ou marchant, la malade éprouvait tout à coup un resserrement dans la région épigastrique, mais passager, et suivi d'une bouffée de chaleur à la tête, puis du sentiment de vive brûlure dans la moitié supérieure du dos, vers la huitième vertèbre dorsale. Cette douleur cuisante se propageait rapidement aux bras, qui devenaient lourds et endoloris ; les mouvements des doigts étaient impossibles Cette paralysie incomplète s'accompagnait d'un engourdissement général des deux membres, qui restaient pendants le long du corps ; la malade se plaignait d'étouffer. Quand ces accidents avaient duré une heure environ, une sueur froide couvrait tout le corps ; il semblait qu'un filet d'eau descendait des reins dans les membres inférieurs, qui perdaient à leur tour la force de soutenir la malade, de sorte qu'il lui est arrivé plusieurs fois de tomber à terre, quand cette paraplégie légère succédait tout d'un coup au retour de la sensibilité et du mouvement dans les membres supérieurs; en même temps la douleur du dos disparaissait complétement. Ces attaques comme de paralysie successive se succédaient avec tous les symptômes qui viennent d'être décrits, trois, quatre à cinq fois dans la même journée, et duraient ainsi quatre à cinq jours. Les urines étaient très-abondantes tant que persistait la douleur dorsale et la paralysie des deux membres supérieurs. Quand ces accidents survenaient pendant le sommeil, alors la malade était réveillée par une suffocation imminente, puis le petit accès parcourait ses diverses phases : ces espèces d'attaques internes précédaient et suivaient de quelques jours le retour et la disparition des règles.

Olivier, d'Angers, pense que cette singulière affection dépendait d'une congestion momentanée dans la partie inférieure de la région cervicale, dans la moitié supérieure de la portion dorsale de la moelle épinière et dans les enveloppes rachidiennes. Ce qu'il importe de noter, c'est que malgré le retour du flux menstruel, les accidents duraient plus longtemps que lorsqu'ils étaient combattus par une application directe de sangsues sur le point de la douleur : ce qui tendrait à confirmer la supposition d'une congestion rachidienne à laquelle on pourrait attribuer tous ces accidents.

On voit dans ces diverses observations de congestion rachidienne que les phénomènes de paralysie offrent de grandes variétés : d'abord, l'abolition du mouvement est générale ou locale ; dans le premier cas, tantôt elle frappe simultanément les deux membres inférieurs, s'étend ensuite progressivement aux supérieurs et la disparition des accidents a lieu dans l'ordre inverse à leur apparition ; tantôt elle atteint successivement les deux membres du même côté, isolément ou en même temps, et bientôt après ceux du côté opposé ; la paralysie se dissipe en suivant une marche de haut en bas. Dans le second cas, la paralysie est bornée aux membres supérieurs ou aux membres inférieurs : quelquefois l'affaiblissement instantané des deux membres inférieurs succède au retour du mouvement dans les supérieurs, qui étaient d'abord seuls paralysés. Dans ce dernier cas, la congestion intense et prolongée de la région cervicale donnerait-elle lieu, au bout d'un certain temps, à une augmentation passagère de l'exhalation séreuse, qui causerait secondairement la paraplégie ? C'est une explication toute mécanique donnée par Olivier, d'Angers, et que lui-même reconnaît comme très-contestable.

On peut admettre, en présence des faits qui viennent d'être rapportés, que l'histoire des congestions sanguines rachidiennes et leur influence sur une série déterminée de phénomènes morbides, est fondée autant sur la théorie que sur des faits positifs, malgré les dénégations d'Abercrombie.

On sait du reste que l'augmentation de quantité du liquide céphalo-rachidien a pour effet général de déterminer une torpeur et un engourdissement des muscles volontaires, et ces phénomènes ont été confirmés par les résultats de l'expérimentation Si l'on a pu observer d'autres symptômes chez des individus dont le canal vertébral contenait une abondante quantité de sang, il faut les attribuer à une complication d'autres lésions, telles que l'irritation directe de la moelle ou de ses enveloppes. Ainsi Bonnet rapporte l'exemple d'un individu qui mourut phthisique, après avoir été agité pendant douze ans de spasmes convulsifs presque continuels du tronc et des membres qui l'empêchaient de pouvoir conserver à peine une heure la même position ; il survint enfin de la paralysie, puis des convulsions. A l'ouverture du corps, il trouva une abondante quantité de sérosité remplissant tout le canal vertébral. La moelle épinière était sensiblement diminuée de volume, et il attribue cette atrophie à la compression exercée si longtemps sur ce cordon nerveux par le liquide.

D'après les expériences de M. Magendie, on sait que la température du liquide sous-arachnoïdien est de trente et un degrés environ ; si on le laisse refroidir, après l'avoir retiré pour l'injecter ensuite, l'animal éprouve un trouble marqué dans ses mouvements, un frisson général et même des convulsions. Quand on le remplace par un liquide d'une nature différente, par de l'eau distillée par exemple, il en résulte des convulsions générales. Si les liquides étrangers, en se mêlant à la sérosité rachidienne, produisent des accidents nerveux aussi prononcés, il est rationnel d'admettre qu'un épanchement séreux dont la composition serait altérée par un effet morbide, puisse déterminer dans le canal méningien de la moelle des effets analogues ;

c'est du reste ce que l'observation clinique a pu constater plusieurs fois.

La communication du liquide cérébral avec le liquide sous-arachnoïdien de la moelle épinière indique encore une autre source de congestion rachidienne ou d'augmentation anormale du liquide vertébral. Morgagni rapporte plusieurs exemples d'apoplexie séreuse dans le cerveau avec épanchement dans le canal rachidien, épanchement qu'il regarde comme provenant de la cavité crânienne. Néanmoins il arrive aussi que l'hydrocéphalie et les épanchements séreux du crâne ne donnent souvent pas lieu à une accumulation plus abondante de sérosité dans le canal vertébral. Ce résultat s'explique assez facilement : car, dans le cerveau, le liquide, en dilatant les ventricules, exerce en arrière sur l'aqueduc de Sylvius une pression qui peut très-bien fermer ce conduit, et dès lors l'écoulement du liquide dans le canal vertébral n'est plus possible ; cet effet peut se remarquer facilement dans les cas où le liquide repousse en arrière le cul-de-sac formé par la pie-mère, que Bichat décrit comme un canal de l'arachnoïde.

Si une trop grande exhalation séreuse s'opère dans les méninges rachidiennes, qu'elle s'y accumule, le liquide peut refluer à son tour dans les cavités ventriculaires du cerveau où dans le tissu cellulaire sous-arachnoïdien, qui recouvre les circonvolutions de cet organe, comme M. Magendie l'a démontré par ses expériences. Ce physiologiste a même pu observer un cas pathologique dans lequel cet espèce de reflux vers le cerveau était évident.

Dans un autre cas de méningite rachidienne, avec exsudation séro-purulente, le liquide avait reflué ainsi de la gaîne sous-arachnoïdienne dans les quatre ventricules cérébraux. Les symptômes avaient été en rapport avec les lésions pathologiques : ainsi le mouvement des membres inférieurs et des bras devint presque impossible, l'excrétion de l'urine cessa d'être volontaire, et au milieu de la seconde nuit de la maladie des symptômes cérébraux apparurent pendant quelques heures, puis le malade se leva tout d'un coup comme pour sortir de son lit, et tomba mort au moment sans doute où se forma l'espèce d'apoplexie séreuse dans les ventricules.

On peut conclure des observations et des remarques qui viennent d'être rapportées, que si dans les congestions sanguines rachidiennes, il est souvent difficile de trouver sur le cadavre la trace évidente de ces congestions, soit dans la moelle, soit dans ses membranes, il est tout aussi impossible, dans bien des cas, d'apprécier si la quantité du liquide vertébral est augmentée au point de constituer une véritable hydrorachis; car on sait que le canal membraneux de la moelle est entièrement rempli de sérosité pendant la vie, que l'accumulation en est plus considérable dans la vieillesse, en raison de l'atrophie des centres nerveux, et qu'il suffit d'une légère augmentation dans cette quantité pour déterminer des lésions assez profondes de la sensibilité et du mouvement. Malgré ces incertitudes, on peut admettre avec Olivier, d'Angers, que les congestions veineuses, accompagnées ou non de surcroît d'exhalation séreuse, sont dans certaines circonstances la véritable cause d'accidents nerveux indépendants de toute altération du tissu de la moelle épinière, de ses nerfs ou de ses membranes, et caractérisés par les phénomènes que nous avons décrits.

Ces sortes de congestions sont plus actives que les précédentes, et accompagnées de symptômes d'excitation plus prononcés; la réaction générale et quelquefois fébrile que l'on observe dans ce cas, annonce que la congestion a un caractère plus aigu, et affecte plus profondement la substance même de la moelle épinière ou ses membranes. Ainsi, intensité plus grande dans la fluxion sanguine, abord simultané du sang dans les vaisseaux de la substance nerveuse et dans ceux des méninges, tels sont les principaux caractères anatomiques qui distinguent cette congestion de la première. Elle est aussi assez fréquente, chez certaines femmes, à l'approche des règles et s'annonce par des douleurs plus intenses dans la région du dos. Cependant il suffit ordinairement pour la faire disparaître de la simple apparition des menstrues ou d'une saignée locale ou générale; alors l'engourdissement des membres ainsi que les autres symptômes nerveux se dissipent avec facilité. Barbier, dans son traité de matière médicale, rapporte un fait de ce genre, qui peut trouver sa place ici :

Une demoiselle de vingt-deux ans eut, à la suite de chagrins, une suppression de règles, puis de la céphalalgie avec des douleurs dans la région rachidienne; ces douleurs étaient assez vives pour interrompre quelquefois la respiration et causer un syncope ; bientôt des douleurs aiguës dans les lombes succédèrent à ces premiers accidents et finirent par s'étendre de la tête au sacrum, et de droite et de gauche jusqu'à l'épigastre. Les mouvements du cœur étaient tumultueux : oppression, respiration difficile, vomissement, coliques, enfin perturbation de toutes les fonctions organiques. Les membres avaient une extrême sensibilité, et les douleurs produites par les moindres contractions, les tenaient dans une sorte d'immobilité. On ne pouvait les toucher sans faire crier la malade. Les saignées locales calmaient pour quelque temps les accidents, puis ils revenaient plus intenses ; ce ne fut que par un traitement longtemps prolongé que les douleurs dorsales et lombaires disparurent.

Ces douleurs générales annoncent évidemment ici que la concentration active du sang dans le système vasculaire rachidien peut réagir sur la moelle épinière et l'exciter fortement ; car on voit dans ce cas une surexcitation générale, au lieu de l'affaissement et de la stupeur que produit la congestion veineuse au premier degré. Cette différence tient à l'irruption simultanée du sang dans les enveloppes et dans le tissu de la moelle épinière, d'où résultent l'exaltation de la sensibilité, les vives douleurs et la réaction fébrile générale. Quant aux troubles des autres fonctions, elles sont la conséquence des liaisons nombreuses qui unissent les organes thorachiques et abdominaux à la moelle épinière.

M. Desfray a rapporté dans sa thèse un exemple curieux de congestions rachidiennes, en quelque sorte périodiques, dont le développement coïncida avec l'apparition des phénomènes précurseurs de la menstruation, chez une jeune personne de douze années. Ces douleurs dorsales revenant par accès, furent accompagnées de contracture permanente des membres avec fièvre, hoquet continuel, dysurie, constipation ; puis de mouvements convulsifs généraux, avec accroissement des douleurs dorsales, et enfin d'un véritable emprosthotonos. Il n'y avait, pendant les accès, aucun trouble de l'intelligence. Tous les phénomènes disparurent à la suite d'une hémorragie nasale accidentelle.

§ II.

Des congestions myélo-méningiennes, avec ou sans épanchement dans les méninges rachidiennes.

M. Hutin a décrit aussi un cas remarquable de congestion myélo-méningienne, où l'on voit plusieurs récidives des mêmes accidents, évidemment dues aux retours d'une fluxion sanguine dans le système vasculaire rachidien.

Un ouvrier, âgé de vingt-cinq ans, ressentit une violente émotion, qui fut suivie de douleurs dans le dos, de tiraillements, de fourmillements et de crampes dans les membres. Ils étaient en même temps frappés d'engourdissement et de mouvements convulsifs. Ce malade ne pouvait pas marcher. Tous ces phénomènes ne durèrent que trois quarts d'heure, furent suivis d'un profond abattement, et se répétèrent à deux reprises différentes. Quelques jours après survint un nouvel accès, mais plus intense et

qui persista. On put observer une douleur assez
vive vers la huitième vertèbre dorsale, outre tous
les autres symptômes qui s'étaient aussi tous aggra-
vés. Des ventouses scarifiées furent appliquées
sur le trajet douloureux et recouvertes de cata-
plasmes laudanisés. Les symptômes s'améliorèrent
et disparurent entièrement le troisième jour. Nous
voyons ici l'excitation du cerveau précéder les effets
d'une congestion rachidienne, et ceux-ci offrir tous
les caractères que l'on observe dans les fortes congestions sanguines, qui frappent à la fois la moelle
épinière et les méninges rachidiennes, et l'efficacité
des dérivations et des saignées locales pratiquées sur
les points douloureux tendant encore à confirmer le
caractère et le siége réel de la maladie.

Nous avons déjà fait remarquer que la difficulté
de la respiration déterminée par une congestion rachidienne d'abord légère, agit secondairement sur
cette accumulation de sang et tend à l'accroître, de
sorte que l'épanchement de liquide qui augmente
en raison de l'obstacle apporté à la circulation,
vient encore aggraver la compression du centre nerveux et de ses nerfs. Il ne peut plus rester de
doute sur la nature et la marche de l'affection, quoique l'autopsie ne puisse pas confirmer les symptômes observés pendant la vie, comme on peut le voir
dans le cas suivant, recueilli par M. Bellot.

Une demoiselle de dix-neuf ans, forte et sanguine, éprouvait un retard de trois jours, quoique
habituellement bien réglée ; elle se sent tout à coup
défaillir et tomber sur une chaise, ayant perdu la
sensibilité et le mouvement dans tout le corps, à

l'exception de la tête et du cou : le lendemain décubitus en supination, bras étendus le long du corps,
perte entière du mouvement et du sentiment dans
les endroits indiqués, chaleur âcre à la peau, respiration stertoreuse, intelligence assez calme : réten-
tention des urines et des matières fécales. Une
saignée abondante rendit immédiatement l'usage des
bras entièrement libre, surtout dans le bras gauche.
La respiration devint moins stertoreuse ; mais
les membres inférieurs restèrent paralysés. Le
lendemain, le pouls est dur et fréquent, la respiration stertoreuse, les pommettes sont colorées ;
la sensibilité des bras est exquise, quoique les
mouvements continuent à y devenir plus libres ;
il n'y a ni évacuation ni sommeil ; les cuisses sont
aussi sensibles, mais immobiles : le soir il y a suffocation ; la malade crie qu'elle étouffe ; les accès de
suffocation et de dyspnée redoublent d'intensité et
la malade succombe au bout de deux heures.

On voit ici les effets remarquables d'une forte
congestion rachidienne, dont la gêne de la respiration et les accès d'étouffement et de suffocation
sont évidemment le résultat, puisque l'on voit ces
accidents s'accroître ou diminuer suivant que la
congestion augmente ou diminue elle-même, sous
l'influence des évacuations sanguines : la mort a
eu réellement lieu par asphyxie. Le retour de la
sensibilité et du mouvement après les saignées,
peut faire admettre que la congestion résidait plutôt dans les enveloppes de la moelle épinière que
dans son tissu même : on sait en effet que dans ce
dernier cas les symptômes paralytiques ne peuvent

pas se dissiper aussi promptement. En outre, si l'on remarque que la paralysie est restée la même dans les membres inférieurs, il paraîtra probable qu'un épanchement a pu exister en même temps. Ce ne sont que des conjectures : toutefois l'invasion brusque de la maladie, après un retard de la menstruation, sa marche rapide, son intensité toujours croissante, l'état de paralysie presque complet des membres, sont autant de circonstances propres à faire croire qu'il y a eu plus qu'une compression, même dans le début. Cependant il faut dire aussi que les congestions avec hémorragie se traduisent par des symptômes d'excitation qui ont manqué, mais qu'on peut observer dans l'exemple suivant, dû à M. Fallot.

Un homme de vingt ans est pris d'une légère hémoptysie qui dure trois jours ; à la suite de cet accident, il éprouve de la céphalalgie et une congestion cérébrale brusque ; une saignée dissipe les accidents. Bientôt le malade ressent de violentes douleurs dans les membres, suivies d'agitation continuelle : la tête est fortement renversée en arrière ; la région cervicale est tuméfiée, chaude et douloureuse à la pression : retour des accidents hémoptysiques ; les mouvements reviennent dans toutes les parties du corps ; la peau recouvre sa sensibilité, excepté dans la région cervicale : le malade meurt incontinent en se retournant sur le dos. A l'ouverture du corps, on ne trouve rien de remarquable dans le cerveau, mais les vaisseaux des méninges rachidiennes sont fortement injectées en rouge vif ; on rencontre sous l'arachnoïde, à la hauteur de la cinquième paire cervicale, une couche de sang caillé, étendue sur la face postérieure de la moelle épinière. Cette couche, bornée d'abord dans l'espace de quelques lignes au cordon droit, s'élargit ensuite et recouvre, en variant seulement d'épaisseur, toute cette surface jusqu'à la région lombaire, où elle se termine brusquement. On remarque sur la face antérieure de la moelle plusieurs petits caillots distincts, de forme inégale, appuyés sur les nerfs spinaux, tantôt à droite, tantôt à gauche : le premier caillot se rencontre immédiatement en dehors du grand trou occipital, et beaucoup plus haut, par conséquent, que le commencement de la couche postérieure ; vers le milieu de la région dorsale, il en existe un de deux pouces de longueur, occupant toute la largeur du canal ; ces couches et ces caillots sont fortement collés aux parties sous-jacentes et aux faisceaux nerveux, qui s'en détachent et dont ils remplissent exactement les intervalles. La substance médullaire du rachis n'a subi aucune altération ni dans sa consistance, ni dans sa couleur ; mais au-dessous des épanchements, la membrane qui l'enveloppe est d'un rouge foncé.

Dans cette observation, que nous avons rapportée au long, parce qu'elle le mérite, nous voyons les symptômes de congestion cérébrale précéder la douleur occipito-rachidienne, puis survenir le renversement de la tête, la tension et la chaleur de la région cervicale, l'agitation générale et continuelle du malade, les douleurs violentes et les contractions spasmodiques des membres, avec diminution de la sensibilité cutanée et refroidissement de la peau à la fin. Enfin nous voyons se répéter dans l'organe pulmonaire les mêmes phénomènes que dans l'appareil cérébro-spinal, et coïncider avec les autres symptômes de la congestion myélo-rachidienne. On peut observer encore que le sang agit ici comme un corps irritant, puisque sa présence a causé tout à la fois une douleur vive dans le rachis et le spasme musculaire qui a maintenu le cou dans une raideur tétanique.

Nous allons rapporter encore un exemple analogue qu'a observé M. Leprestre.

Une ouvrière, âgée de trente-trois ans, fut traitée pour des chancres et une blennorrhagie qui avaient été négligés ; elle se plaignit tout d'un coup, et sans cause appréciable, d'une vive douleur dans les muscles de la région postérieure du cou et de difficulté de remuer la tête. Deux jours après, il y a immobilité complète de la tête et raideur tétanique des muscles postérieurs du cou, difficulté de mouvoir les bras, qui n'offrent, du reste, aucune lésion de la sensibilité : les membres inférieurs paraissent entièrement libres. Bientôt la respiration devient de plus en plus pénible ; l'agitation redouble la nuit ; la raideur tétanique est plus intense ; le bras gauche est paralysé, sans perte du sentiment ; tremblements convulsifs dans tout le corps, plus particulièrement dans les membres inférieurs : le huitième jour, il y a perte de connaissance pendant plusieurs heures, délire, cris aigus. Ces symptômes se dissipent très-promptement ; mais le bras gauche est toujours paralysé ; le bras droit commence aussi à devenir plus faible, ainsi que les extrémités inférieures, et l'on observe que la sensibilité était aussi altérée dans ces parties : respiration saccadée,

hoquet continuel. Le dixième jour, tous les symptômes s'aggravent à la suite d'une nouvelle perte
de connaissance ; mort après douze heures d'agonie.
On trouve, sur le cadavre, que la dure-mère rachidienne est distendue par un liquide opaque, d'apparence purulente, en assez petite quantité. La moelle,
dans les régions dorsale et lombaire, est dure, diminuée de volume, affaissée, d'une teinte rosée, qui
confond la substance blanche avec la substance
grise. On trouve, depuis la sixième vertèbre cervicale jusqu'à la protubérance annulaire, un épanchement sanguin entre les feuillets arachnoïdiens ; le
sang est noir et forme autour de la moelle un véritable étui d'une demi-ligne, entièrement continu en
avant, et séparé en arrière, dans l'étendue d'un
pouce ; l'arachnoïde, fortement distendue dans toute
la région cervicale, laisse apercevoir entre elle et
le prolongement rachidien un fluide lymphatique
rosé ; depuis ce point jusqu'aux tubercules quadri-
jumeaux, cette membrane est opaque, d'un blanc
terne. La valvule de Vieussens est détruite en totalité par l'épanchement sanguin qui remplit le quatrième ventricule jusqu'au *calamns scriptorius*. Dans
la région cervicale, la face antérieure du cordon
rachidien est recouverte par l'épanchement sanguin.
A la base du crâne, les caillots de sang entourent
les trois éminences de la moelle allongée, la protubérance annulaire, les pédoncules antérieurs et postérieurs. Les membranes cérébrales ne présentent
rien de notable, ainsi que le reste de la masse an-
céphalique. Sur la membrane muqueuse pharyn-
gienne, on trouve une ulcération de la grandeur

d'une pièce d'un franc ; au centre de cette ulcération existe un tubercule, gros comme une noisette, ramolli dans sa circonférence, dur, squirreux
au centre ; il pénètre dans le corps même de la
troisième vertèbre cervicale, qui est cariée et perforée, de telle sorte que l'arrière-bouche communique
avec la cavité rachidienne par une ouverture qui
permet d'y introduire le doigt. Au niveau de cette
ouverture, la dure-mère et l'arachnoïde sont ulcé-
rées, dans une étendue de trois lignes environ, en
tous les sens.

Les détails de cette observation démontrent que
les accidents des huit derniers jours de la vie ont
été causés par l'irruption de sang autour de la portion cervicale de la moelle épinière, et que cette
irruption sera venue à la suite de l'ulcération qui,
en perforant le corps de la troisième vertèbre cervicale, aura détruit aussi quelque vaisseau sanguin.
Ce fait prouve que l'hématorachis peut rester circonscrite à l'une des régions de la cavité rachidienne. En suivant le développement et la succession des symptômes, on voit que l'hémorragie encéphalo-rachidienne s'est progressivement formée
de bas en haut, et si la mort n'a pas été très-
prompte, c'est que la respiration n'a pas été entra-
vée dès les premiers jours. La raideur tétanique du
cou, l'impossibilité des mouvements dans cette région, l'affaiblissement de la contractilité des membres supérieurs, joints à l'absence de tout symptôme
cérébral prolongé, confirment cette opinion que
l'hématorachis a été primitive, et que la base du
crâne n'a été envahie que consécutivement. On re-

marquera encore que la paralysie des membres supérieurs coïncide avec la diminution de la sensibilité ; en effet, les caillots sanguins formaient en avant une gaîne continue qui comprimait les faisceaux antérieurs de la moelle, tandis que, en arrière, l'hémorragie était moins abondante et présentait un espace sans trace de sang ; enfin l'intégrité des mouvements dans les membres inférieurs est une nouvelle preuve de l'indépendance d'action des diverses portions de la moelle épinière, du moins dans ce cas. Quant au liquide séro-purulent que l'on a trouvé sous l'arachnoïde de la moelle, dans la région dorsale, il est une preuve de l'action irritante du sang épanché ainsi en nature à la place du liquide rachidien.

Dans l'observation suivante, rapportée par M. Chevalier, tous les phénomènes qui se sont aussi succédé jusqu'à la mort, sont semblables à ceux que nous venons de voir accompagner les congestions rachidiennes très-actives, et enfin l'hématorachis.

Une Anglaise âgée de quatorze ans ressentit une vive douleur dans la tête et dans le dos. La céphalalgie disparut ; mais la douleur du dos augmenta ; aucune partie du dos n'était cependant pas douloureuse à la pression. La malade ne pouvait pas se tenir assise ; le pouls était régulier, mais très-fréquent ; il n'y avait eu aucune violence antérieure.

A peine M. Chevalier fut-il sorti que la douleur augmenta tout d'un coup d'intensité ; des convulsions violentes se déclarèrent pendant cinq à six heures, et la malade succomba. A l'ouverture, on ne trouva aucune altération à l'extérieur de la colonne vertébrale ; le canal rachidien était rempli d'un sang vermeil qui couvrait l'origine des nerfs sacrés ; la cavité rachidienne paraissait contenir aussi du sang extravasé. Il paraît que la rupture des vaisseaux avait eu lieu à la naissance du faisceau des nerfs sacrés, et que l'épanchement ne s'étendait pas au delà des vertèbres dorsales ; car en examinant le cerveau on n'aperçut pas de sang extravasé vers le grand trou occipital ; le sang était imparfaitement coagulé.

Une douleur vive et subite, dont l'apparition coïncide avec l'irruption du sang dans l'intérieur des méninges rachidiennes, est le phénomène le plus constant que nous ayons rencontré dans nos précédentes observations.

On ne peut pas encore, dans l'état de la science, présenter une histoire complète des congestions rachidiennes, et les faits que nous venons de rapporter indiquent assez de quelle importance peut devenir un tel travail ; ils ne sont pas encore assez nombreux pour être réduits sous forme d'un résumé complet. Cependant on peut conclure de leur rapprochement qu'il existe deux formes de congestions rachidiennes : dans la première, il convient de recourir à des applications de sangsues sur la région vertébrale, seulement quand il existe une douleur ; et si elle n'existe pas, il faut se borner à l'emploi des vésicatoires volants fréquemment répétés ; l'électricité peut être aussi employée en plaçant un des conducteurs sur le rachis et l'autre à l'extrémité de chacun des doigts ou des orteils successivement ; des purgatifs salins pourront seconder efficacement ce traitement.

Dans la sèconde espèce de congestion rachidienne, la nature et la marche des symptômes réclament, dès le principe, un traitement antiphlogistique énergique. Les saignées générales, jointes aux saignées locales, sont de première nécessité ; viennent ensuite tous autres moyens mis habituellement en usage pour agir profondément sur l'économie.

§ III.

De l'apoplexie de la moelle épinière ou hématomyélie.

On sait qu'il existe une étroite analogie entre les altérations de la moelle épinière et celles de l'encéphale. Et l'on peut dire que ces altérations sont plus fréquentes dans les parties de la moelle épinière qui avoisinent le plus le cerveau, comme si le centre nerveux rachidien était d'autant plus soumis aux mêmes influences pathologiques, qu'il se rapproche davantage de cet organe.

Ainsi l'hémorragie de la moelle épinière est plus fréquente dans la moelle allongée que dans tous les autres points de son trajet ; il faut donc commencer par l'étudier dans ce centre nerveux.

DE L'HÉMORRAGIE DE LA MOELLE ALLONGÉE (hémato-mésocéphalie).

On comprend sous ce titre l'hémorragie qui a son siége dans le bulbe rachidien, dans la protubérance annulaire, dans les faisceaux antérieurs de la moelle ou dans les pédoncules cérébraux. Les caractères anatomiques de cette hémorragie sont tellement identiques avec ceux de l'apoplexie cérébrale qu'il est inutile de les répéter ici; il n'en est pas de même de l'étendue du foyer apoplectique.

Dans le mésocéphale, ce foyer est très-circonscrit, a la forme soit d'une déchirure, soit d'une crevasse remplie de sang noir et coagulé; quelquefois les foyers apoplectiques sont multiples et disséminés. C'est une altération que l'on a rencontrée souvent, soit récente, soit ancienne, chez les vieillards de la Salpêtrière et de Bicêtre. Sur une vieille femme, Olivier, d'Angers, a trouvé trois petits épanchements sanguins dans l'épaisseur du bulbe céphalique de la moelle; ils étaient situés transversalement: deux occupaient le centre de la moitié droite et étaient placés l'un au-dessus de l'autre; le troisième occupait le centre de l'autre moitié du bulbe. Ces trois déchirures offraient à peu près la même étendue et pouvaient contenir chacun une petite lentille. La malade était morte subitement à la suite d'une attaque d'apoplexie.

L'hématomyélie, bornée au bulbe rachidien, est rare, mais elle est promptement mortelle. En voici un exemple que rapporte Olivier, d'Angers, et dont nous avons présenté seulement un extrait en parlant des maladies du bulbe rachidien.

Une femme de soixante-quatre ans avait été admise à la Salpêtrière pour des attaques hystériques, qui ont commencé à dix-sept ans, époque de sa première menstruation. Ces attaques, très-violentes, se répétaient constamment aux époques menstruelles et disparurent à quarante ans, lors de la cessation des règles. Cette femme était atteinte de surdité incomplète, très-irascible ; elle jouissait, du reste, d'une assez bonne santé, lorsqu'un jour, à midi, se trouvant au milieu d'un groupe, elle est prise d'un violent accès de colère, pousse un cri et glisse à terre : elle était morte.

Autopsie.

La face est maigre est pâle ; les sinus sont gorgés de sang ; le cerveau est ferme et consistant, injecté, mais sans foyer hémorragique. Après avoir divisé la moelle épinière au-dessus du bulbe rachidien, et en enlevant ce bulbe avec le cervelet et la protubérance, on enleva aussi un caillot sanguin, irrégulièrement arrondi, de la grosseur d'une noix, adhérant à la partie postérieure du bulbe rachidien, s'étendant en haut jusqu'au niveau de l'ouverture du quatrième ventricule, qu'il ferme exactement ; les éminences olivaires sont détruites en partie, la droite plus que la gauche ; les corps restiformes sont complétement détachés et se retrouvent en lambeaux au milieu du caillot. Ce caillot divisé laisse à découvert le point de départ de l'hémorragie dans la substance grise centrale, à quatre ou cinq lignes au-dessous du bord inférieur de la protubérance annulaire, qui est un peu plus molle que dans l'état naturel ; une énorme quantité de sérosité sanguinolente remplit le canal rachidien. Ici la mort est instantanée, ce qui explique l'absence des contractions convulsives qui accompagnent souvent sa lésion, et qui constituent un de ses symptômes ordinaires.

La mort n'est pas si rapide quand l'irruption sanguine se fait dans la portion des faisceaux de la moelle qui correspond à la protubérance ; on peut même observer une série de symptômes précurseurs, probablement parce que l'épanchement n'a lieu primitivement que dans la protubérance annulaire, et que les fibres de la moelle ne sont intéressées que les dernières.

L'observation suivante, qui a été recueillie par M. Bérard aîné, en offre un remarquable exemple.

Un homme d'une taille moyenne, bien constitué, étant à travailler en plein air, se plaint tout à coup d'un bourdonnement d'oreilles ; quelques instants après, une vive douleur lui arrache des cris, et il se met à courir ; puis il tombe. Il y a perte complète de connaissance, face pâle, immobilité, dilatation des pupilles ; mouvements respiratoires fréquents, irréguliers, stertoreux ; les membres sont dans un état de raideur légère ; cette contraction n'est pas permanente et cesse d'elle-même par moments et revient ensuite brusquement ; sa durée est médiocre ; elle semble tenir le milieu entre les convulsions cloniques et les convulsions toniques. La contraction des muscles du cou n'est pas assez énergique pour empêcher que la tête, obéissant aux lois de la pesanteur, ne se porte dans tous les mouvements, suivant la position qu'on donne au malade. Quant à la sensibilité, il est difficile de déterminer si elle est abolie ou non ; on observe comme un mouvement convulsif du bras droit au moment où l'on pince la peau de ce membre. En considérant les contractions presque convulsives des membres, pendant lesquelles les membres sont contournés en dedans et les pouces fortement fléchis, puis l'écume qui recouvre la bouche, on peut croire à une attaque d'épilepsie. Le malade succombe cinq heures après l'invasion des premiers symptômes. A l'examen du cadavre, on trouve la protubérance cérébrale changée en une poche remplie de sang en partie coagulé et mêlé à quelques débris de substance nerveuse ramollie et colorée par ce liquide ; cet épanchement s'était fait jour latéralement par une petite ouverture ; mais la rupture principale se trouvait dans le quatrième ventricule, dont le plancher divisé transversalement avait donné issue au sang qui distendait les parois de ce ventricule.

Le symptôme caractéristique de cette hémorragie dans la protubérance annulaire est d'être suivie de contractions convulsives dans les membres supérieurs, avec des mouvements alternatifs de rotation en dedans ; il n'y a pas de déviation de la bouche. Quant aux phénomènes de paralysie générale des membres supérieurs et inférieurs, on les a constamment observés dans tous les cas où le foyer apoplectique était creusé dans la profondeur de la protubérance et des pédoncules. M. Serres a rapporté trois exemples de cette hémorragie, où l'immobilité complète du tronc et des membres thoraciques avait été constatée plusieurs heures avant la mort des malades.

Nous n'insisterons pas davantage dans ce moment sur l'irruption sanguine qui peut se faire dans le bulbe rachidien ou dans la protubérance ; ce sujet a déjà été traité au commencement de ce volume ; nous ne devons nous arrêter que sur les cas où la moelle épinière est surtout intéressée, puisque dans ce moment ce sont ces maladies que nous devons étudier.

On apporte à l'hôpital de la Charité un homme de cinquante ans, balayeur, qui venait d'être frappé d'une attaque d'apoplexie én se livrant à son travail ; il était agité de mouvements analogues à ceux de l'épilepsie, et il avait l'écume à la bouche. Il ne répondait à aucune question, mais il conservait le sentiment. La respiration était considérablement gênée. Le malade fut saigné des deux bras et à la jugulaire. On ouvrit même l'artère temporale. La respiration parut moins gênée, après les émissions sanguines ; mais elle s'embarrassa de nouveau, devint stertoreuse, et le malade succomba au bout de deux heures, dans un état de résolution générale.

On trouva, à l'ouverture du corps, un certaine quantité de sérosité sanguinolente, à la base du crâne et des ventricules latéraux ; la substance du cerveau, d'une consistance très-ferme, n'était le siége d'aucune altération hémorragique ou inflammatoire ; elle était seulement très-injectée. La substance du cervelet était également injectée et ferme : on croyait ne trouver aucune lésion lorsque, en soulevant le cervelet, on aperçut du sang épanché dans le quatrième ventricule : un examen plus attentif fit reconnaître un foyer apoplectique dans les deux tiers postérieurs de la moelle allongée: Le sang récemment épanché avait déchiré la substance médullaire à laquelle il adhérait et dont il se séparait en partie au moyen du lavage : ce foyer occupait toute la longueur de la moelle allongée et s'étendait vers les prolongements qui vont s'épanouir dans le cervelet ; le sang contenu dans le quatrième ventricule provenait évidemment de ce foyer.

Dans ce cas comme dans le précédent, on retrouve un ensemble de symptômes analogues ; et surtout les contractions épileptiformes précèdent la paralysie, lors même que la mort est assez rapide : les malades meurent asphyxiés.

Les paralysies produites par une hémorragie dans la moelle allongée, comme dans la protubérance, peuvent se dissiper par le même travail de résorption qui fait disparaître graduellement l'irruption sanguine qui opère dans toute autre partie de l'encéphale ; les accidents primitifs peuvent disparaître dans la même progression ; mais lorsque les fibres médullaires ont été déchirées, la paralysie persiste. La différence de ces deux résultats provient du siége particulier du foyer apoplectique et des désordres qu'il a déterminés sur la structure des fibres nerveuses : quand il n'y a eu qu'écartement sans déchirure, les symptômes de paralysie peuvent se dissiper ; tandis que, si, comme nous venons de le dire, il y a rupture considérable des fibres et des faisceaux nerveux, la guérison n'est jamais complète, et tous les agents thérapeutiques mis alors en usage pour rappeler la motilité seront inutiles. Cette cause, déjà signalée par M. Foville, est reconnue comme très-vraisemblable. Cependant je dirai que j'ai vu des hémiplégies disparaître malgré la persistance des foyers apoplectiques qui avaient détruit une masse considérable de substance nerveuse. J'attribuerai ce phénomène à deux autres causes : la première, c'est que l'irruption sanguine, soit dans le cerveau, soit dans le mésocéphale, a pu détruire des faisceaux moteurs provenant de la moelle épinière; et pour la seconde, je reconnais, dans le cerveau, comme la faculté de s'habituer à la présence des lésions elles-mêmes : ainsi, quand une altération qui détermine d'abord la paralysie d'un membre, persiste au même degré, et qu'on voit cependant la motilité apparaître dans le membre qui était paralysé, quoique à l'autopsie on ait trouvé cette altération, j'admets qu'à la longue le cerveau a pu s'accoutumer à sa présence et reprendre, sans qu'elle guérît, la plénitude de ses fonctions. C'est en voyant souvent des tumeurs développées dans la dure-mère ou d'anciens kystes dans l'intérieur des lobes cérébraux ne pas occasionner de symptômes paralytiques appréciables chez les individus sur lesquels l'autopsie les ferait rencontrer, que j'ai été conduit à admettre cette possibilité. On concevra qu'il ne peut plus en être de même lorsque l'épanchement sanguin se fait directement dans l'intérieur de la moelle épinière : il y a nécessairement paralysie, et que cette paralysie doit persister malgré la disparition du foyer apoplectique, à cause de la destruction des faisceaux moteurs.

Avant Olivier, d'Angers, on n'avait pas observé

d'exemple d'hémorragie circonscrite dans quelques-
uns des points de la longueur de la moelle épinière. On avait bien rencontré quelques épanchements au centre de cet organe, à la suite de fracture des vertèbres : mais alors l'hémorragie était
consécutive à une violence intérieure, à une contusion, à un écrasement de la moelle épinière, et ne
présentait qu'un rapport fort éloigné avec l'hémorragie spontanée des lobes cérébraux et de la moelle
allongée. Toutefois cet observateur avait judicieuse-
ment prévu la possibilité de l'apoplexie rachidienne
et il raisonnait ainsi : quand l'épanchement sanguin
et spontané dans la moelle épinière déchire les fibres
médullaires, et quand la continuité de ces fibres est
interrompue dans toute l'épaisseur de la moelle ou
dans une de ses moitiés seulement, elle doit causer
aussitôt la paralysie du sentiment et du mouvement
dans toute la partie inférieure du corps, ou seulement dans le côté correspondant à l'épanchement,
s'il n'a lieu que dans un côté de la moelle. En outre, la lésion de ces deux propriétés est variable
suivant que les faisceaux antérieurs ou postérieurs
sont plus ou moins intéressés.

Ces prévisions ont été justifiées par les investiga-
tions de l'anatomie pathologique, et par des faits
nombreux d'hémiplégie résultant de l'apoplexie intra-rachidienne. On peut penser que ce sont des
cas semblables qui ont été pris pour des exemples
de paralysie nerveuse ou d'abolition du mouvement
et du sentiment, sans apoplexie.

M. Hutin a publié le premier un exemple d'hémorragie spontanée et circonscrite dans la moelle épinière. Dans ce cas on trouva un petit épanchement

de la grosseur d'un pois qui avait détruit la commissure grise, entre l'origine des cinquième et
sixième paires des nerfs cervicaux; au niveau de
la quatrième paire dorsale existait un autre épanchement beaucoup plus considérable, qui avait détruit en cet endroit presque toute la substance
blanche et grise ; le caillot avait le volume d'une
forte noisette, et était un peu allongé dans le sens
de la moelle ; le voisinage de ces deux épanchements était un peu ramolli et infiltré de sang; tout
le système vasculaire rachidien était fortement injecté. Ces deux foyers apoplectiques furent trouvés
sur le cadavre d'un homme de soixante-dix ans,
qui s'était promené toute la journée, et qui se cou-
cha ensuite à six heures du soir, selon son habitude : le lendemain matin on le trouva mort dans
son lit.

Comme on peut le voir, ce fait constate l'hémorragie dans la moelle épinière, mais sans aucun renseignement sur les phénomènes précurseurs ou concomitants. L'observation suivante de M. Cruveilhier
est beaucoup plus complète.

Un étudiant, âgé de trente-six ans, d'une constitution grêle, sobre, éprouva subitement une douleur
vive dans le cou, avec gêne dans les mouvements
du bras gauche et de la jambe gauche ; il guérit au
bout de trois mois. Cinq ans après, il ressentit une
douleur vive au niveau des troisième et quatrième
vertèbres cervicales, avec abolition des mouvements
de cette partie ; puis, au bout de quatre jours, la
douleur s'étendit aux extrémités supérieures et inférieures, qui furent successivement paralysées, ainsi
que la vessie et le rectum. Vingt-deux jours après

l'accident, voici dans quel état il se trouvait : il y avait de vives douleurs dans le bras droit, quoiqu'on remarquât quelques contractions musculaires assez faibles ; tout le reste du corps, y compris le bras gauche, était frappé d'une paralysie complète du mouvement et du sentiment. La pression était douloureuse dans la région du cou, au niveau des troisième et quatrième vertèbres ; l'excrétion de l'urine et des matières fécales était involontaire. Bientôt le malade maigrit et s'affaiblit sensiblement; d'énormes escarres se détachèrent du sacrum; il survint un vomissement noirâtre, et le malade succomba la nuit, sans délire, après quarante jours de maladie.

Ouverture du cadavre.

Au niveau de l'origine des quatrième, cinquième et sixième paires cervicales, du côté gauche, on remarque une tumeur violacée de la forme et de la grosseur d'une amande; les faisceaux postérieurs de la moitié gauche de la moelle étaient à ce niveau pénétrés de sang, légèrement soulevés, mais non déchirés. Le foyer sanguin se prolongeait en dehors avec les racines antérieures et postérieures des paires cervicales indiquées, les écartait, leur donnait une teinte violacée, mais n'avait pas altéré leur continuité. La partie inférieure de la queue de cheval était entourée d'une cellulosité d'un brun jaunâtre. Les méninges rachidiennes, intactes, contenaient une assez grande quantité de sérosité. La gaîne fibreuse des dernières paires sacrées était noirâtre, à cause du voisinage de l'escarre.

Antérieurement, le foyer apoplectique formait une saillie bien plus considérable que postérieurement : dans ce dernier sens, il ne dépassait pas la ligne médiane, mais elle était déjetée à droite : le sang semble être à nu sous la pie-mère ; il y a déchirure, destruction des fibres nerveuses de la moelle épinière. Les filets des racines antérieures, en contact avec le foyer sanguin, désorganisées, paraissaient réduites à leur névrilemme ; il y avait au centre de la moelle du sang épanché ; la substance grise était remplacée par du sang concret, qui occupait toute la longueur du cordon rachidien ; les parois du canal dans lequel était contenu ce sang, présentaient une couleur citrine, indice d'un épanchement ancien. Le foyer apoplectique était très-compacte, d'une trame cellulo-fibreuse très-dense ; sa couleur offrait un mélange de brun et d'orangé : les mailles de cette trame celluleuse renfermaient du sang concret. L'estomac et les intestins étaient tapissés dans toute leur étendue de sang noir, morcelé, décomposé, au-dessous duquel leurs parois étaient intactes.

M. Cruveilhier fait remarquer avec raison que les diverses parties constituant le foyer apoplectique annonçaient qu'elles dataient d'époques différentes : ainsi le sang coagulé et la lame jaune qui tapissait le canal médulaire, remontaient au moins à vingt ou trente jours, tandis que le foyer cellulo-fibreux avait une date bien plus ancienne. Le célèbre professeur pense que le sang encore reconnaissable, au centre de la moelle, résultait d'une troisième attaque toute récente. Il est évident que l'hémorragie primitive a eu son siége dans la substance grise ; la vascularité très-grande de cette substance explique très-bien les effets qu'une fluxion sanguine peut y produire, ainsi que l'infiltration consécutive du sang dans toute la longueur de la moelle épinière. Il est également évident qu'une congestion hémorragique peut déterminer la déchirure des fibres médulaires blanches, et le sang s'épanche secondairement sous la pie-mère, qu'il décole des faisceaux nerveux qu'elle enveloppe.

Le début de l'hémorragie rachidienne fut annoncé par une vive douleur, d'abord à la nuque, ensuite aux épaules, puis dans les membres supérieurs et inférieurs, qui furent successivement paralysés du mouvement; la douleur persista quelques instants après l'abolition complète du mouvement et consista dans un fourmillement douloureux; dès-lors la paralysie du sentiment et du mouvement fut complète dans toutes les parties inférieures à l'altération.

Un des caractères de l'apoplexie rachidienne, lorsqu'elle n'attaque qu'un côté de la moelle épinière, est de produire une paralysie directe; au lieu que la paralysie est croisée quand elle a lieu au-dessus du bulbe. Ainsi, dans l'exemple suivant rapporté par M. Monod, on voit une paralysie bornée correspondre au même côté que l'épanchement sanguin dans la moelle.

Un serrurier, âgé de vingt-neuf ans, fut affecté subitement de frissons avec douleur dans toute la colonne vertébrale et surtout dans la région lombaire; le lendemain, la jambe droite était plus faible que la gauche; le malade ne pouvait pas uriner. Le second jour, la jambe droite était paralysée, mais in-

complétement, du mouvement; de légères contractions y étaient encore possibles : la sensibilité n'é-
tait pas altérée. Du côté gauche, les mouvements
étaient libres, mais la sensibilité était entièrement
détruite depuis le mamelon jusqu'aux orteils; il se
déclare enfin tous les symptômes d'un cystite; d'é-
normes escarres se formèrent au sacrum, et le malade succomba après une longue agonie. A l'autopsie,
on trouva les veines rachidiennes gorgées d'un sang
brunâtre; la moelle épinière, dont l'aspect et la
consistance étaient à l'état naturel, offrait au niveau
du bulbe supérieur, et le long du sillon antérieur
une strie rouge bleuâtre, qui se terminait à l'extrémité inférieure du bulbe. Cette strie n'était visible
qu'en écartant légèrement les cordons antérieurs.
Au-dessus du renflement central, cette strie s'élargissait et se convertissait en une bouillie rouge qui
remplissait le sillon antérieur dans l'étendue de deux
pouces et demi. En faisant des coupes transversales
de la moelle et en dépilssant les cordons antérieurs.
il a été facile de s'assurer, qu'au niveau de l'origine
des derniers nerfs dorsaux, dans l'étendue indiquée
plus haut, il existait un épanchement de sang dans
la substance grise centrale, qui a commencé dans la
portion droite, et s'est ensuite infiltré à gauche; que
ce sang, mêlé au détritus de la moelle, a formé une
bouillie noirâtre à la circonférence, et rouge à l'intérieur dans le centre de l'organe; qu'il s'est étendu
sur les deux cornes grises qui du côté droit se rendent aux nerfs rachidiens, et a ainsi déterminé la
coloration extérieure de la membrane propre; que
les parois du foyer apoplectique étaient formées par

de la substance blanche beaucoup plus épaisse à gauche qu'à droite, où la moelle était presque entièrement détruite ; que la substance des parois était fort molle ; qu'à partir de ce foyer, le sang s'était épanché dans le cordon gris central droit, jusqu'au niveau de la deuxième paire dorsale ; qu'il avait conservé sa fluidité, et que c'est en s'infiltrant au-dessus de la commissure qu'il avait coloré le fond du sillon antérieur.

Dans ce cas l'épanchement existait dans la partie inférieure de la région dorsale, et ne formait pas de foyer aussi circonscrit que dans les deux premiers exemples ; mais le siége primitif de l'hémorragie était aussi dans la substance grise, et le fluide sanguin ne s'est infiltré que dans le centre gris d'une moitié de la moelle, circonstance que M. Monod attribue à la lenteur et au peu d'abondance de l'épanchement ; il n'est pas douteux aussi que la demi-cloison formée par la pie-mère contribue à borner ainsi certaines altérations à une moitié de la moelle. On remarquera que la douleur a d'abord été locale comme l'hémorragie, et qu'elle correspondait au siége de l'épanchement ; elle s'est ensuite propagée avec lui le long du rachis, puis dans les flancs, en suivant le trajet des nerfs dont les racines communiquaient avec le siége de l'apoplexie : enfin la paralysie du membre inférieur droit, qui se montra seule d'abord, est une nouvelle preuve de l'effet direct des altérations de la moelle. Une autre considération importante à noter, c'est que les symptômes de néphrite et de cystite se sont développés à la suite de l'irruption sanguine dans la moelle épinière, nouvelle preuve de l'influence que cet organe exerce sur l'appareil urinaire. M. Grisolle a consigné dans le journal hebdomadaire (année 1836) une autre observation qui établit encore des rapports intimes d'un état inflammatoire de la moelle avec l'irruption sanguine dans son tissu ; la voici :

Un ouvrier, âgé de quarante ans, est pris de douleur vive entre les deux épaules, qui persiste quelques jours sans de plus graves accidents : il ressent ensuite des douleurs lancinantes dans la partie médiane et postérieure du cou ; bientôt les douleurs deviennent intolérables. Trois jours après cette aggravation des douleurs dorsales, il éprouve des étourdissements, tombe sans perdre connaissance, mais il ne peut se relever, ni remuer ni bras ni jambes. Il est transporté à l'Hôtel-Dieu vingt-quatre heures après sa paralysie : il y a dyspnée, vive anxiété ; les sens paraissent à l'état normal ; les urines sont suspendues ; il y a relâchement de tous les muscles des parois de la poitrine. Les membres supérieurs et inférieurs sont dans une résolution complète, sans contracture, avec impossibilité absolue de leur faire exécuter le plus léger mouvement ; dans toutes les parties de la tête la sensibilité est intacte ; la sensibilité ne semble anéantie que par moments dans les membres inférieurs. Quant aux parties génitales et au tronc, depuis les régions inguinales jusqu'à quelques lignes au-dessous des mamelons, tant en avant qu'en arrière, la sensibilité y est complétement abolie ; elle est conservée dans les membres supérieurs. Le malade

éprouve constamment le besoin de dormir. Le lendemain la voix est complétement éteinte, quoique
l'intelligence paraisse intacte ; la respiration est
aussi difficile que la veille ; la sensibilité s'arrête
de haut en bas au niveau des mamelons ; elle n'est
conservée qu'à la face et au cou ; elle est abolie
dans les membres thorachiques ; le malade s'éteint
dans la journée sans offrir rien de particulier. *Autopsie*. Rien de remarquable dans le cerveau ni
dans ses enveloppes. A la hauteur de l'épine de
l'omoplate et dans l'étendue d'environ trois pouces,
il existe une coloration rouge bleuâtre sous les
membranes de la moelle ; de ce point en remontant
supérieurement, on sent dans une étendue de quatre pouces une fluctuation des plus évidentes ;
c'est au niveau de cette partie ramollie seulement
qu'on trouve quelques adhérences faciles à déchi-
rer, entre les faces opposées de l'arachnoïde. La
moelle étant coupée longitudinalement, on constate
un ramollissement de six pouces de long, qui cesse
brusquement en bas, et dans ce point on voit une
coloration rouge produite par du sang épanché.
Tout à fait au centre on trouve un caillot noirâtre,
semi-fluide, du volume d'une amande ; supérieurement le ramollissement s'arrête à un pouce au-
dessous de l'insertion de la moelle à la protubérance. Dans ce point la couleur du ramollissement
cesse aussi brusquement qu'en bas ; néanmoins
dans une étendue de plus de six lignes encore la
moelle présente une couleur jaunâtre et offre dans
ce point une consistance évidemment blanche, qui
forme l'écorce ou l'enveloppe ; la moelle est ramollie dans toute son épaisseur. Ce ramollissement est

rougeâtre, offrant à son extrémité supérieure trois caillots noirs isolés, du volume d'un pois. Au-dessous et dans l'étendue d'un pouce, la partie ramollie a l'aspect d'un tissu gangrené, mais sans odeur caractéristique. Dans la partie moyenne du ramollissement, on trouve, dans un espace de quatre à six lignes, une portion plus consistante, d'apparence granulée, semblant formée par la substance grise roussâtre et par un tissu cellulaire résistant. Tout le ramollissement est central et ne paraît pas affecter la partie antérieure plutôt que la partie postérieure de la moelle.

On peut juger dans ce cas par les phénomènes précurseurs, que la myélite découverte après la mort a précédé l'apoplexie dans l'intérieur de la moelle ; les adhérences des feuillets de l'arachnoïde ne peuvent laisser de doute à cet égard. La paralysie qui a frappé subitement les quatre membres, est résultée évidemment aussi de l'hémorragie intra-rachidienne qui a précédé de quelques jours la mor. L'épanchement de sang a eu lieu simultanément dans les régions cervicales et dorsales ; car si celui de la région dorsale eût eu lieu isolément, il eût entraîné dès le début une paralysie des membres inférieurs seulement, et l'on n'a rien observé de semblable. La dyspnée très-intense qui s'est manifestée en même temps, a été occasionnée par l'hémorragie de la portion supérieure de la moelle. Comme dans les autres cas, l'irruption sanguine a été accompagnée de douleurs excessivement violentes et qui correspondaient au siége de l'hémorragie.

Les faits que nous venons de rapporter nous ont

montré les degrés divers que subit l'intensité de la congestion rachidienne, depuis la simple stase veineuse jusqu'à l'hémorragie qui déchire brusquement le tissu de la moelle épinière. Quand la congestion est moins rapide, mais plus continue, le tissu nerveux éprouve une altération intermédiaire à l'inflammation et à l'hémorragie proprement dite ; cet afflux continuel des liquides amène peu à peu le ramollissement de la substance médullaire ; le sang s'infiltre, se combine en quelque sorte avec elle, et si la congestion persiste, le tissu nerveux se trouve changé en bouillie rougeâtre, diffluente, mélangée quelquefois de sang liquide et pur. Dans ce cas, la paralysie ne se manifeste que graduellement, et cette désorganisation de la moelle épinière, préparée en quelque sorte par des fluxions répétées, peut finir par la détruire dans une grande étendue. C'est ainsi que M. Gaultier de Claubry a vu ces divers phénomènes se succéder rapidement chez un vieillard de soixante ans qui se plaignait depuis quelque temps d'une douleur dans la colonne vertébrale. Cette douleur s'étendait depuis les vertèbres cervicales jusqu'au sacrum ; il se plaignait d'un engourdissement qui se prolongeait dans les cuisses, dans les jambes et dans les pieds. Il avait l'habitude de se livrer beaucoup au sommeil : toutes les autres fonctions paraissaient dans leur état naturel. M. Gaultier de Claubry venait à peine de quitter le malade qu'on vint lui dire que les jambes étaient paralysées, que les excrétions s'étaient échappées involontairement. Il trouva en effet les cuisses et les jambes sans mouvement ; la respira-

tion devenait difficile : le malade accusait un sentiment général de pesanteur et d'engourdissement. Il
convint alors qu'il y avait six mois environ que
l'épine dorsale lui faisait du mal, mais qu'il croyait
que c'était un rhumatisme ; il appelait cette douleur :
son bâton dorsal, et il mourut en prononçant ce mot.
A l'autopsie on trouva toute la région postérieure
fortement ecchymosée ; il s'écoula du sang en abondance du canal rachidien lorsqu'on ouvrit ce canal.
En divisant la dure-mère, on vit qu'elle contenait
comme une bouillie d'un rouge de sang de bœuf et
qui se remarquait depuis la partie inférieure de l'os
sacrum jusqu'à la deuxième vertèbre dorsale : là on
commença à retrouver le corps de la moelle épinière, mais réduit à un cordon irrégulier. Vers la
septième vertèbre verticale, la moelle reprenait son
intégrité quant à la forme, mais la couleur était d'un
rouge très-foncé ; en voulant la fendre on vit
qu'elle s'écrasait sous le scapel et sous les doigts ;
ce n'était qu'à son extrémité supérieure qu'elle conservait encore sa forme naturelle et sa consistance;
l'intérieur participait à la même teinte que l'extérieur
mais en diminuant toujours jusqu'à la base du cerveau.

Ce sont toujours ici les mêmes phénomènes que
nous avons déjà rencontrés, la douleur continue le
long du rachis, et un sentiment de pesanteur et
d'engourdissement dans les membres inférieurs;
mais les accidents s'aggravent avec rapidité ; la paralysie devient complète, s'étend à la vessie, au rectum ; la respiration est très-gênée, suffocante, et le
malade s'éteint en conservant son intelligence. Il

serait difficile d'indiquer cependant la cause d'une
décomposition immédiate de la moelle épinière, à
moins d'admettre que déjà sourdement désorganisée
par un travail chronique, il ne se soit opéré dans
son intérieur une irruption sanguine, une hémorragie
violente, qui l'a convertie en cette bouillie rouge et
spumeuse que l'on a rencontrée dans toute la région
lombaire et dorsale.

En résumant les faits et les considérations qui viennent d'être rapportés au sujet de l'apoplexie dans la
moelle épinière, ou l'hématomyélie, on voit que le
siége primitif de la congestion se trouve souvent
dans la substance grise, et tantôt dans la totalité,
tantôt dans un des côtés du cordon rachidien.
Comme l'apoplexie cérébrale, celle-ci peut-être rapide, subite, malgré l'opinion de M. Cruveilhier, qui
pense qu'elle ne peut pas être instantanée. Les faits
ont démontré le contraire, et surtout celui que nous
avons cité de M. Cruveilhier lui-même.

Cependant il faut reconnaître aussi que l'hémorragie peut être précédée d'un ramollissement plus
ou moins avancé du tissu nerveux, et sans doute ce
travail morbide est en rapport avec les douleurs que
nous avons vu chez plusieurs malades précéder
l'apoplexie intra-rachidienne et la paralysie. Ce ramollissement se rapprocherait alors de cette forme
d'apoplexie cérébrale que M. Cruveilhier a décrite
sous le nom d'apoplexie capillaire. Quand l'irruption
du sang est brusque, dans un point circonscrit, la
rupture du tissu nerveux est incomplète et le sang
ne pénètre qu'entre les fibres déchirées et la pie-
mère.

La rapidité de l'hémorragie, la quantité de sang épanché et le ramollissement antérieur constituent trois causes qui déterminent tantôt un foyer circonscrit qui commence toujours dans la substance grise d'un des côtés de la moelle ; tantôt un foyer d'infiltration dans le centre gris, soit seulement du côté de l'épanchement, soit de la totalité de la moelle ; tantôt enfin la destruction complète de l'organe et la conversion de son tissu en matière pultacée et rougeâtre.

Au moment de l'attaque, le malade tombe, mais sans perdre connaissance, comme dans l'apoplexie cérébrale ; frappé de paralysie il ne peut conserver l'équilibre. Dans l'hémorragie de la moelle allongée, il y a tout à la fois perte de connaissance et paralysie générale au moment de la chute du corps, qui est aussi instantanée. A ces phénomènes se joint une dyspnée qui est d'autant plus promptement mortelle que l'hémorragie a lieu dans une portion plus élevée de la région cervicale.

Cette hémorragie est susceptible de guérison comme toutes les autres, et cette guérison sera d'autant plus complète, qu'il y aura eu moins de déchirure dans les faisceaux nerveux, et surtout un simple écartement. Le traitement est semblable à celui de toutes les apoplexies dangereuses. Nous ne reviendrons pas sur d'inutiles répétitions, seulement nous ferons observer avec M. Monod que l'application d'énergiques dérivatifs près du siége de l'hémorragie est plus nuisible qu'utile.

§ IV.

Olivier, d'Angers, décrit parmi les maladies de la moelle épinière un phénomène qu'il n'a observé du reste que sur le cadavre, sans pouvoir le ratta- cher à une altération de la moelle ou de ses mem- branes : le dégagement de gaz dans la cavité des membranes rachidiennes. Nous croyons qu'il y a peu de chose à dire sur ce sujet.

On trouve quelquefois, dans la portion lombaire du canal méningien, un gonflement produit par un fluide gazeux, inodore, qui n'est pas un produit de la mort, puisque souvent on ne l'observe pas chez de vieux cadavres. Ce fluide s'échappe quand on ouvre le canal méningien, et la dure-mère revient sur elle-même : le tissu lamineux qui recouvre les racines des nerfs contient souvent aussi une in- finité de bulles très-ténues, qui semblent surnager la sérosité qui s'y trouve ordinairement accumulée. Ce phénomène paraît coïncider quelquefois avec les affections chroniques de l'abdomen, et notamment avec celles du péritoine.

Sur une petite fille de trois ans, morte d'une hydrocéphalie aiguë, Olivier trouva la dure-mère rachidienne gonflée dans les deux tiers inférieurs de son étendue, par un fluide gazeux qui s'échappa au moment où il incisa cette membrane. Il n'y avait aucune trace de sérosité à l'intérieur de l'a- rachnoïde, qui était séparée postérieurement de la pie-mère par une infinité de bulles miliaires, situées dans les mailles du tissu cellulaire sous-arachnoï-

dien. Il a encore rencontré cette sérosité écumeuse
entre la pie-mère de la moelle et l'arachnoïde, sur
le cadavre d'une femme morte d'un cancer de l'u-
térus, et sur un homme qui avait succombé à une
pneumonie au deuxième degré, tous les deux ou-
verts, par un temps frais, vingt-deux heures après
leur mort.

MM. Calmiel et Billard ont rapporté chacun un cas
analogue, mais sans induction plus satisfaisante,
et comme un résultat fort secondaire. Cotugno avait
aussi observé ce développement d'un fluide gazeux
dans les méninges du rachis, et il en déduisait que
les cavités que l'on trouve vides sur le cadavre
sont remplies pendant la vie par une vapeur élastique, ainsi qu'on le pensait encore de son temps.
On a prétendu que ce phénomène était dû à l'introduction de l'air extérieur par le trou occipital, à
mesure que, dans les autopsies, le liquide rachidien
s'écoule en dehors par l'ablation du cerveau; mais
cette explication n'a pas de valeur réelle, puisque
l'infiltration gazeuse existe très rarement dans les
cas où l'autopsie est faite ainsi, et qu'ensuite c'est
dans la région lombaire que se trouve l'accumulation ou pour mieux dire la formation du gaz. La
putréfaction ainsi que l'état atmosphérique sont encore étrangers à ce phénomène; il est plus rationnel
de l'attribuer à une exhalation analogue à celle que
l'on observe dans la cavité gastro-intestinale. Laënnec, qui regarde les bulles gazeuses de l'arachnoïde
cérébrale comme étant le produit d'un phénomène
cadavérique, dit qu'il y a toujours de la sérosité à
l'état de vapeur dans les cavités séreuses.

Si l'on trouve ces bulles gazeuses plutôt à la partie postérieure de la moelle qu'à sa partie antérieure sur le cadavre, ceci tient à ce que cet emphysème occupant toute la circonférence de la moelle, l'ébranlement et les secousses imprimées à la colonne vertébrale, pour l'ouvrir, détachent les bulles formées à la partie antérieure, qui devient alors la partie inférieure ; et ces bulles, n'étant contenues que par les mailles d'un tissu cellulaire très-lâche, gagnent la partie supérieure et s'y réunissent. La plus grande ampleur des méninges dans la région lombaire et la situation déclive de cette région expliquent encore pourquoi cette espèce d'emphysème y est plus ordinaire.

Cette pneumatose peut-elle exister pendant la vie ou bien n'est-elle qu'un effet cadavérique? On ne sait pas encore : les faits que Bonnet et d'autres auteurs rapportent sont trop incomplets, ou trop entachés d'explications surannées. Tout ce que l'on peut dire, c'est qu'il est assez fréquent de trouver de ces bulles dans les méninges du rachis, comme dans celles du cerveau, et que jusqu'à présent on ne peut pas les rapporter à une cause suffisamment connue.

ARTICLE VII.

DE L'IRRITATION SPINALE.

Les médecins anglais et américains ont décrit, sous le nom d'irritation spinale, une affection qui paraît avoir beaucoup d'analogie avec la congestion

rachidienne, et qui est variable par son étendue,
son degré d'intensité et sa durée. On a pu observer
que certains malades présentaient des symptômes
de gastralgie plus ou moins continue, avec lassi-
tudes spontanées et engourdissement douloureux
des membres ; ces phénomènes sont précédés et
accompagnés d'une douleur dorsale très-vivé, que
l'on augmente par la pression exercée sur quelques
apophyses épineuses, pression qui donne lieu à un
redoublement momentané de tous les accidents.
C'est surtout sur des femmes qu'on peut observer
les symptômes de cette affection ; les malades se
plaignent en même temps d'une douleur vive et
circonscrite sous la mamelle gauche, ou dans l'intervalle des deux épaules. Il se manifeste dans
l'épigastre une sensation déchirante, qui est précédée par une sorte de constriction circulaire de la
poitrine, et cette constriction semble avoir pour
point de départ un endroit circonscrit dans le milieu
du dos, et venir de là se concentrer au creux de
l'estomac. Ces douleurs reviennent tantôt par accès
et tantôt elles persistent d'une manière continue,
avec des redoublements irréguliers.

Dans quelques cas, les symptômes indiqués existent, mais sans douleur dorsale, et ce n'est qu'à
la pression que l'on reconnaît cette douleur.

L'identité des phénomènes que présentent en général les malades, le mode de développement des
douleurs et leur siége, l'état d'engourdissement et
de fatigue des membres pendant les accès, ont fait
considérer ces symptômes comme autant d'effets
d'une congestion rachidienne, passagère et répétée.

Cette opinion est d'autant plus vraisemblable que c'est surtout chez les femmes à l'approche du retour périodique des menstrues que les accidents se manifestent, et qu'ils paraissent entraver l'écoulement du sang. Aussi, en appliquant à plusieurs reprises des sangsues sur la région douloureuse du dos, on voit disparaître ces symptômes, ainsi que les accidents hystériques très-prononcés qui souvent les accompagnent.

L'apparition de semblables accidents sous l'influence d'une concentration active et passagère du sang dans les enveloppes, et peut-être dans la portion périphérique ou centrale de la moelle elle-même, peut s'expliquer physiologiquement par les connexions multipliées de la moelle épinière avec tous les organes, au moyen des anastomoses des nerfs spinaux, qui en émanent comme d'un centre commun. Si cette disposition anatomique établit d'une manière si évidente une réciprocité d'influence des lésions de la moelle avec les organes des diverses cavités splanchniques, on ne peut méconnaître aussi qu'elle tend à favoriser l'incertitude ou l'obscurité du diagnostic dans certaines affections, dont le siége n'est pas toujours dans l'endroit même où réside la douleur. Joseph Franck nous paraît encore avoir très-bien entrevu cette influence et les conséquences qu'elle peut avoir sur le caractère de certaines affections de la moelle épinière. « Si cet organe, dit-il, est doué d'une merveilleuse » aptitude à contracter des maladies, tant dans ses » enveloppes que dans son tissu intérieur lui-même, » il faut reconnaître aussi qu'il est le principe et

» la source d'une foule de douleurs qui vont se
» traduire en vives irritations dans les viscères du
» thorax et de l'abdomen. »

Le docteur Player, en 1821, a publié en Amérique
des observations qui démontrent un rapport direct
entre certains symptômes névralgiques de quelques
régions du corps et un état morbide de la moelle
épinière, qu'il nomme *spinal disease*, et qu'on reconnaît en exerçant une pression sur le rachis. Ch.
Brown inséra plus tard dans le journal de médecine de Glasgow un résumé sur une affection très-
peu connue, dit-il, et qu'il désigne sous le nom
d'irritation des nerfs de l'épine. Il a observé que la
douleur avait son siége plutôt à droite qu'à gauche
du thorax ; quant à celle du dos, il a remarqué que
la pression ou l'application d'une éponge imbibée
d'eau chaude la rendait manifeste, et qu'elle était
aussi réveillée par la flexion de la colonne vertébrale. Suivant lui, cette douleur dorsale, généralement très-limitée, siége le plus souvent de la huitième à la neuvième vertèbre, quelquefois de la
deuxième à la troisième vertèbre cervicale, plus
rarement dans le milieu du dos, et est toujours
bornée au même côté que la névralgie thorachique ;
chez quelques malades, il peut exister en même
temps une sensation douloureuse dans les membres
du côté affecté.

D'autres observateurs ont prétendu que la sensibilité développée par la pression, dans un point de
la colonne vertébrale, est un symptôme lié à la plupart des affections nerveuses chroniques, et que
l'indication la plus curative de ces maladies est de

faire disparaître cette sensation morbide, afin de
dissiper aussi tous les autres accidents.

On peut voir par cet exposé que les observateurs
s'expriment avec assez d'incertitude et de vague sur
la nature de l'affection qu'ils ont nommée irritation
spinale, ainsi que sur le genre de lésion dont le rachis peut être affecté, et qu'il n'est pas question de
déterminer si les enveloppes ou le tissu de la moelle
épinière sont isolément ou simultanément affectés.

On a cependant attribué la douleur dorsale à un
léger déplacement de quelques vertèbres par une
contraction spasmodique des muscles spinaux, déplacement qui comprime les nerfs rachidiens à leur
sortie du canal vertébral. Ce spasme musculaire serait indépendant d'une affection du cerveau ou de la
moelle épinière, à moins qu'il ne survienne une
paralysie partielle, quelque altération de la vue, des
vertiges, cas dans lesquels il y a lieu de penser que
les symptômes sont liés à la lésion de quelque centre
nerveux. Cette explication nous paraît peu vraisemblable.

Plus récemment, M. Griffin a étudié cette affection
avec plus de soin et plus d'ensemble, et s'est efforcé
d'établir les caractères qui peuvent distinguer l'irritation spinale des affections nerveuses simples ou
idiopathiques et des phlegmasies aiguës ou chroniques. D'après lui, ces caractères sont : 1º le défaut
de rapport entre la douleur et le trouble local et l'état
général du malade; 2º l'augmentation de douleur
chaque fois que le patient veut soulever un poids ;
3º la douleur déterminée dans certaines régions du
tronc et des membres par la pression opérée sur cer-

tains points du rachis ; 4° enfin, la disposition aux métastases. Parmi ces caractères, on remarquera celui qui semble le mieux indiquer la présence d'une congestion rachidienne dans cette maladie, nous voulons dire l'influence des efforts sur la production de la douleur, et qui semble bien indiquer que tous les accidents s'aggravent parce que l'accumulation du sang dans le rachis se trouve momentanément augmentée. La disposition aux métastases, signalée par l'auteur, serait aussi une conséquence de la nature de ces congestions qui sont ordinairement passagères, qui ont une tendance si prononcée à se renouveler, tantôt sur le même point, tantôt sur plusieurs souvent éloignés les uns des autres. Enfin pour corroborer cette opinion sur la nature et le siége de l'irritation spinale on peut invoquer la remarque faite par M. Griffin, à savoir que cette affection est bien plus fréquente chez la femme à l'époque de puberté que dans toute autre époque.

M. Told, dans l'*Encyclopédie de médecine pratique*, attribue tous les phénomènes de l'irritation spinale aux congestions rachidiennes ; il pense que le tissu de la moelle épinière n'est pas le siége de la fluxion sanguine et que la congestion est bornée à l'appareil veineux extérieur à cet organe. Le docteur Ens, dans le journal de M. Rust, a publié d'intéressantes recherches sur les affections symptomatiques de l'irritation spinale, mais il semble y rattacher des maladies qui n'en sont pas dépendantes, telles que les pleurésies, les pneumonies, et d'autres affections internes.

Comme les éléments sont encore insuffisants pour

tracer une histoire générale de l'irritation spinale, nous ne pouvons que résumer les principaux phénomènes signalés par les auteurs, en renvoyant toutefois à ce que nous en dirons en parlant de la névralgie dorso-intercostale.

On a indiqué comme caractère constant et spécial de l'irritation spinale la douleur plus ou moins étendue que la pression exercée sur les vertèbres développe à un degré variable. Olivier, d'Angers, l'a toujours rencontrée, mais il a trouvé aussi un certain nombre de sujets chez lesquels cette douleur, très-sensible pour eux, sans qu'il fût nécessaire de presser quelques points de rachis, augmentait spontanément d'intensité à des intervalles plus ou moins éloignés, en même temps que les autres symptômes névralgiques; chez plusieurs elle n'était devenue manifeste que longtemps après l'apparition de ces derniers phénomènes. C'est à cette coïncidence particulière qu'il dut l'idée de rechercher le siége des accidents par l'exploration de la colonne vertébrale, dans plusieurs cas où la douleur n'était pas aussi manifeste. Il vit ensuite que, par la pression du rachis, en même temps qu'on développait ou qu'on augmentait la douleur dorsale, on exaspérait sensiblement les phénomènes nerveux concomitants, que leur siége fût dans la poitrine, dans l'abdomen ou dans les membres ; toujours la pression retentit aussitôt dans la région où le malade accuse habituellement ses douleurs; et il existe là un rapport tellement direct qu'il est impossible de ne pas reconnaître que la souffrance locale, soit musculaire, soit viscérale, émane de la moelle épinière. Cette trans-

mission immédiate de la pression exercée sur les
vertèbres à l'organe ou à la région dans lesquels
siége la douleur constitue un des traits caractéristiques de l'irritation spinale.

Les symptômes de cette affection sont, du reste,
variables, suivant la portion de la moelle épinière
qu'elle occupe. Quand elle a son siége dans la région
cervicale, elle détermine des douleurs ayant des
caractères de névralgies, tantôt aiguës, tantôt chroniques, dans la région frontale ou occipitale, dans
la face, dans les glandes mammaires, dans le ster-
num, les épaules et les membres supérieurs : il peut
survenir des épiphénomènes tels que les vertiges,
le délire et quelques lésions de l'ouïe et de la vue,
qui s'exaspèrent aussi par la pression. On a de plus
observé chez certains sujets la complication d'autres
accidents, tels qu'une toux sèche et continue, des
étouffements répétés, des palpitations, des engourdissements douloureux, ou une paralysie incomplète
des deux membres supérieurs ou d'un seul, quelquefois bornée aux deux membres ou à un seul.

Quand l'irritation spinale siége dans la région
dorsale, et c'est la plus fréquente, on observe de
plus un trouble marqué dans les mouvements du
cœur, dans la respiration ou dans la moitié supérieure de l'appareil digestif : c'est ordinairement
vers la huitième ou septième vertèbre que correspond la douleur. Tantôt les malades accusent une
anxiété précordiale, avec douleur sous-sternale, palpitations violentes ; tantôt il survient une toux sèche,
avec pleurodynie, douleur sous les clavicules, dans
les épaules et dans les membres supérieurs ; on

confond souvent ces douleurs avec celles du rhumatisme. On a vu dans certains cas le désordre des
mouvements du cœur et la suffocation être tellement
prononcés, que l'on a pu croire à une hypertrophie
du cœur très-avancée. Le trouble de l'appareil circulatoire consistait dans une dyspnée tantôt habituelle, tantôt passagère, que la pression exercée sur
le rachis augmente toujours sensiblement : d'autres
fois c'est une constriction circulaire de la poitrine,
un défaut d'action des parois thorachiques analogue
à celui qu'on observe dans les lésions traumatiques
des régions cervico-dorsales : on a même observé
une certaine diminution dans la sensibilité des téguments de la poitrine, de l'épigastre et une paralysie partielle ou complète d'un des membres supérieurs
ou de la main. Les phénomènes qui dénotent une
perturbation dans la portion supérieure de l'appareil
digestif sont fréquents aussi ; il y a dysphagie plus
ou moins douloureuse, ou gastralgie à différents
degrés d'intensité.

Enfin, quand l'irritation spinale occupe la région
dorso-lombaire, il existe des douleurs dans l'épaisseur des parois abdominales, dans l'hypogastre, dans
l'appareil génito-urinaire ; les membres inférieurs
sont souvent alors le siége de crampes plus ou moins
répétées, et il n'est pas rare de voir une paraplégie
incomplète, partielle ou générale. On distingue l'irritation spinale de cette région de l'affection qui
constitue le lombago, et dont tous les autres symptômes sont d'ailleurs bien différents par la douleur,
qu'on détermine toujours en pressant exclusivement
sur les apophyses épineuses des trois dernières vertèbres dorsales et des premières lombaires. Tels sont

les phénomènes généraux qu'on peut observer dans l'irritation spinale avec une douleur du rachis fixe ou mobile, et occupant chez le même individu tantôt le cou et le dos, tantôt les lombes. Ces phénomènes sont assez vagues sans doute, mais par cette raison ils se rapprochent davantage des symptômes névralgiques que nous aurons à étudier plus loin.

C'est surtout Olivier, d'Angers, qui, comme nous l'avons dit, s'est attaché à démontrer que la lésion organique qui constitue l'affection désignée sous le nom d'irritation spinale se rattache à l'histoire des congestions rachidiennes. Nous avouerons cependant que la démonstration anatomique serait nécessaire dans ce cas, plus encore que dans un autre, pour confirmer les aperçus théoriques. D'ailleurs, une simple congestion vasculaire du névrilemme de la moelle épinière et de ses nerfs peut-elle déterminer une douleur aussi vive dans un point du rachis ? et ne faut-il pas alors expliquer les retours si fréquents de l'exacerbation douloureuse, ou la persistance de chaque récidive par le retour de congestions qui seraient également soumises à des retours si fréquents qu'il devient difficile de les admettre ? Quoi qu'il en soit de ces objections, on a constaté que la saignée, dans le traitement de l'irritation spinale, en fournissant un argument de plus en faveur de sa cause, était encore d'une efficacité pour ainsi dire constante. Après les émissions sanguines locales ou générales, le meilleur moyen à employer ce sont les frictions sèches, répétées chaque jour pendant une demi-heure sur toute la longueur de la colonne vertébrale.

M. Griffin conseille l'application d'un emplâtre de

parties égales d'extrait de belladone et de savon médicinal sur la partie douloureuse du rachis. Du reste, le caractère névralgique des symptômes indique assez qu'il faut recourir à des moyens plus énergiques, et que les vésicatoires volants, posés sur le point de la douleur, sont encore une des plus sûres médications, en secondant leur effet par tous les autres moyens accessoires. On a remarqué que les cautères, les sétons et même les moxas surexcitent plutôt qu'ils ne combattent l'irritation spinale. Il ne faut pas négliger de prescrire un exercice modéré, à moins que la douleur ne soit trop violente, et de faire coucher le malade sur un matelas de crin. Enfin, lorsqu'on présume, d'après l'ensemble et la marche des symptômes, que l'irritation spinale est plutôt secondaire que primitive, on aura recours à l'usage intérieur des diverses préparations de digitale, de jusquiame, de belladone, de sous-carbonate de fer, dont les doses seront variées suivant le cas.

DE LA MYÉLITE OU INFLAMMATION DE LA MOELLE ÉPINIÈRE.

On a confondu longtemps l'inflammation de la moelle épinière avec celle de ses enveloppes, et les symptômes qui lui sont propres avec ceux qui caractérisent ces dernières affections ; ce n'est que dans ces derniers temps que leur diagnostic a pu être mieux établi. Harless et Goelis semblent cependant avoir encore commis cette confusion dans les cas qu'ils ont rapportés à l'inflammation de la moelle

épinière chez les enfants; car il est certain que la
myélite est plus rare chez eux que la méningite
rachidienne. Et l'on peut ajouter à l'appui de cette
assertion que Billard a constaté, en effet, sur une
grande échelle, la vérité de ce résultat, et que les
enfants succombent à des convulsions qui sont un
des symptômes presque constants de la méningite
rachidienne.

Les caractères anatomiques de l'inflammation de
la substance médullaire de la moelle ne sont pas
toujours les mêmes : ordinairement la moelle est
ramollie, plus ou moins désorganisée, quelquefois
réduite en un fluide jaunâtre, puriforme ; le ramollissement peut comprendre toute l'épaisseur de la
moelle ou n'occuper qu'une de ses moitiés latérales
dans une étendue variable ; d'autres fois il est plus
marqué du côté de la face postérieure que par sa
face antérieure ; mais il arrive presque toujours que
le centre est plus ramolli que le pourtour, puisque
l'inflammation débute presque toujours par la substance grise, et que le ramollissement marche ainsi
du centre à la circonférence.

Cette altération peut exister isolément dans la
portion céphalique, cervicale, dorsale ou lombaire,
et rarement dans toute la longueur de la moelle
épinière ; quelquefois il y a augmentation de volume
de la moelle dans le point ramolli ; mais il est plus
ordinaire de la trouver réduite considérablement
dans son volume, et souvent même dans des cas de
myélite chronique ; on voit qu'elle ne forme plus
qu'une trame cellulo-vasculaire, soutenant les molécules nerveuses et infiltrées de sérosité limpide. On

sait que le ramollissement du tissu nerveux n'est pas toujours inflammatoire, ou du moins qu'il ne se traduit pas au dehors par des symptômes de réaction bien sensibles, ni dans la substance nerveuse par des caractères de congestion active bien prononcés : ces derniers phénomènes sont surtout particuliers aux sujets vieux et débilités ; mais il faut reconnaître aussi que les enveloppes membraneuses, voisines du siége de l'altération sont rouges, épaisses, et que leurs vaisseaux sont injectés ; il arrive même que ceux qui pénètrent dans la substance de la moelle se tuméfient, rougissent et lui donnent une couleur plus ou moins écarlate : la nature du ramollissement est alors évidemment inflammatoire. Du reste, l'anatomie pathologique a démontré que la coloration, ainsi que le degré de cohésion des tissus envahis par l'inflammation, varient, suivent même les périodes que parcourt l'état inflammatoire.

C'est surtout dans les parties de la moelle où il existe une plus grande quantité de substance grise et où par conséquent les vaisseaux sanguins sont plus nombreux que se rencontre le plus souvent l'inflammation de la moelle : aussi le renflement lombaire et le renflement cervical sont-ils les deux points qui présentent le plus fréquemment des portions ramollies et désorganisées. La même observation a été faite aussi par M. Dupuy, à l'école d'Alfort, sur les vieux chevaux ; les altérations les plus ordinaires, chez ces animaux, consistaient en des ramollissements étendus du renflement lombaire, d'où partent tous les nerfs continuellement en jeu dans

13

les violents efforts des membres postérieurs. De plus, les observations recueillies sur le ramollissement du cerveau chez l'homme ont encore démontré que les lésions sont plus fréquentes dans la substance grise que dans la substance blanche.

La vascularité très-développée de cette portion du système nerveux paraît donc être une des causes les plus ordinaires du ramollissement, et surtout du caractère inflammatoire qu'il doit souvent revêtir.

Il en est de même pour la moelle épinière ; le ramollissement est beaucoup plus fréquent et beaucoup plus prononcé dans le centre de chacun de ses cordons que vers son extérieur : cette observation est facile à vérifier lorsque le ramollissement est borné à l'une des moitiés latérales de cet organe ; alors cette moitié offre une fluidité très-apparente dans le milieu, pendant que le reste est intact ; l'inflammation colore aussi la substance grise en rose ou en violet, comme dans la cérébrite. Ce n'est que dans le cas où la myélite est consécutive à une méningite rachidienne que le ramollissement du tissu nerveux peut et doit commencer par la substance blanche, et rester circonscrite à cette substance, lorsque la mort est rapide.

Olivier, d'Angers, rapporte aussi l'endurcissement du tissu de la moelle épinière à la myélite ; dans certains cas, il peut en effet être non-seulement le premier degré de l'inflammation aiguë qui dégénère en ramollissement, mais je l'ai vu encore persister à cet état comme d'hypertrophie, avec tous les caractères d'une véritable phlegmasie. Il faut reconnaître aussi que cette induration est souvent le résultat d'un travail chronique. Cette augmentation de densité se rencontre aussi dans la moelle avec une méningite rachidienne bien caractérisée : plusieurs observateurs ont signalé cet état de consistance extraordinaire, coïncidant avec un état rougeâtre des artères spinales et leur engorgement. Quand l'endurcissement est plus considérable, il dégénère en une véritable transformation organique. Olivier a trouvé aussi plusieurs fois cette augmentation de densité du tissu nerveux chez des épileptiques, dont le cerveau n'offrait aucune altération notable.

Après ces considérations préliminaires, nous allons étudier les effets que détermine la myélite, suivant qu'elle occupe les parties supérieure, moyenne ou inférieure de la moelle épinière, ainsi que les divers phénomènes qui correspondent à ces différents siéges du travail inflammatoire : il sera nécessaire de s'éclairer continuellement de faits particuliers pour mieux faire ressortir les symptômes encore peu connus de cette maladie. Nous trouvons d'abord, dans la deuxième lettre de M. Lallemand, un exemple de ramollissement partiel de la protubérance annulaire.

Un homme de quarante-cinq ans, d'une faible constitution, éprouva, le 8 février 1858, des étourdissements et des bourdonnements dans les oreilles. Le 9 la parole devint difficile, et le 10 il entra à l'Hôtel-Dieu. Aux symptômes précédents se joignait un peu d'engourdissement dans le côté gauche du corps. Le 11, perte complète de la parole et des mouvements du côté gauche, face pâle, syncopes fréquentes : les symptômes s'aggravent; on applique

mollissement est d'autant plus évident qu'il contraste davantage avec la résistance inaccoutumée des parties voisines. Le cervelet offre la même consistance que le cerveau.

Nous voyons dans cette observation d'abord une méningo-cérébrite qui n'a pas le temps de se développer, et qui, annoncée par le délire et l'agitation, se termine brusquement par une nouvelle complication, par le ramollissement partiel de la protubérance. Dès lors les symptômes deviennent comateux, la paralysie se montre du côté opposé à la lésion et la mort arrive promptement. La sensibilité générale reste intacte : aussi le ramollissement n'affecte-t-il que les fibres des cordons antérieurs de la moelle. Nous citerons encore un autre fait à peu près semblable recueilli par M. Charcelay, mais en l'abrégeant un peu.

Un porteur d'eau, âgé de soixante-douze ans, est pris tout d'un coup d'une légère déviation à gauche de la commissure droite des lèvres et de la langue; la pupille gauche est dilatée ; il n'y a dans les membres aucune paralysie du mouvement ni du sentiment; la parole est embrouillée; le malade rit et pleure alternativement sans motif; incohérence dans ses réponses. Le lendemain, douleur du côté droit de la tête, pesanteur et inertie des membres gauches; la sensibilité y est bien plus obtuse qu'à droite. Le troisième jour, paralysie prononcée des membres gauches; immobilité de la pupille de ce côté : nulle paralysie de la vessie ni de l'intestin. Le cinquième jour, assoupissement profond, respiration naturelle, coma et mort le septième jour.

Autopsie.

Quelques plaques rouges sous l'arachnoïde, sur la moitié antérieure des lobes cérébraux; la substance cérébrale d'une consistance ordinaire. Dans la moitié droite de la protubérance on trouve un ramollissement blanc du tissu nerveux; la moitié gauche est intacte : le foyer du ramollissement se rapproche beaucoup de la face antéro-inférieure de la protubérance, dont il ne dépasse pas les limites supérieurement et inférieurement, tandis qu'il est exactement borné latéralement à la moitié droite de la moelle allongée : dans ce tissu ramolli, on ne voit pas d'infiltration de pus bien manifeste; le centre du foyer est complétement diffluent; un filet d'eau entraîne la matière pultacée centrale, tandis qu'on distingue parfaitement les fibres nerveuses qui restent flottantes à la surface des parois du foyer; les fibres longitudinales du pédoncule, qui s'enlacent avec les fibres transversales de la protubérance, ont conservé leur continuité à la périphérie du foyer; elles sont écartées les unes des autres par des molécules complétement ramollies et que l'eau détache; tandis que les fibres longitudinales qui correspondaient au centre du foyer sont toujours rompues et constituent le détritus puriforme déjà indiqué. Il n'y avait aucune trace de rougeur ni d'injection, ni d'épanchement sanguin autour de ce foyer.

On retrouve dans ce cas les caractères qui sont assignés au ramollissement blanc primitif; de plus,

on voit la forme remarquable que présentent les
fibres médullaires rompues, leur écartement et le
siége circonscrit du ramollissement dans un seul
côté de la protubérance : aussi les effets sont-ils con-
formes à l'altération ; il y a hémiplégie croisée, et
les symptômes paralytiques se développent graduellement comme la lésion. Cet exemple est curieux
comme montrant un ramollissement de la protubérance bien circonscrit et bien limité à un seul côté.
Nous allons l'observer maintenant dans la région
cervicale de la moelle épinière.

Dans cette région il peut arriver quelquefois que
la myélite détermine dans le principe des symptômes
qui peuvent faire supposer l'existence d'une angine.
Ainsi un étudiant en médecine, âgé de vingt et un
ans, éprouvait depuis son enfance des attaques
d'épilepsie, dont les accès étaient assez rares. Il se
plaint d'un mal de gorge, puis il éprouve une nouvelle attaque épileptique ; il est tourmenté par la
présence d'un corps qui l'étouffe ; la déglutition est
difficile ; il y a douleur aiguë à la partie inférieure
de la tête et dans la nuque, respiration difficile ;
il survient de l'engourdissement dans le bras gauche, puis dans le bras droit ; bientôt la paralysie
des deux membres est complète. Excrétion involontaire des urines et des matières fécales ; intégrité
des mouvements dans les membres inférieurs. Les
symptômes de l'angine paraissent plus intenses ; la
dyspnée augmente et le malade succombe huit jours
après l'invasion de la maladie, avec l'intégrité des
facultés intellectuelles. L'autopsie en est faite par
Olivier, d'Angers Toutes les veines méningo-ra-

chidiennes sont gorgées de sang, surtout dans la région cervicale; la face postérieure de la dure-mère est recouverte dans cet endroit d'un sang noir coagulé ; cet épanchement correspond à la moitié inférieure du renflement brachial de la moelle. Ce renflement est ramolli; la substance grise est rose, réduite en bouillie dans l'étendue de deux pouces, et la pie-mère en cet endroit paraît participer au travail inflammatoire. Au-dessous du renflement brachial, la moelle épinière offre dans toute son étendue un commencement d'injection morbide annoncée par un pointillement rouge de la substance grise.

Ce fait est curieux par les symptômes d'angine qui ont marqué la myélite. Ces phénomènes sympathiques se remarquent souvent dans les affections de la moelle : cependant il y a eu ici des symptômes caractéristiques bien tranchés pour l'affection aiguë de la moelle. Ainsi l'engourdissement et la paralysie, bornés aux bras seulement, indiquaient assez que le siége de l'altération devait se trouver dans la portion où les nerf brachiaux vont prendre leur origine; et comme la paralysie s'est développée successivement dans chacun des bras, il faut reconnaître aussi que l'altération a dû envahir par degrés les deux côtés du cordon rachidien. Nous ajouterons que le développement d'une inflammation semblable de la moelle chez un individu épileptique de naissance, et surtout dans la région supérieure de ce centre nerveux, est un nouvel indice que le siége de cette affection doit se trouver habituellement dans les faisceaux qui vont se réunir vers la base du cerveau; on sait

en effet, que c'est de là surtout que partent toutes
les contractions musculaires violentes. Quant à la
nature du ramollissement, elle est ici bien évidemment inflammatoire, ainsi que l'annonce la congestion sanguine, et l'épanchement de sang, à l'extérieur de la dure-mère, dans le point qui peut y correspondre. Voici encore un cas analogue et recueilli
par M. Foville.

Une femme âgée de soixante-dix-neuf ans se
plaint d'une céphalalgie violente sous la région
frontale; toutes les fonctions volontaires sont intactes; des fourmillements très-incommodes se développent dans le bras et dans la jambe du côté gauche, dont les mouvements deviennent difficiles :
pour porter le bras gauche à la tête, elle le prend de
la main droite et l'approche à peu près de son front.
Bientôt les mouvements du bras droit s'engourdissent
aussi; il devient le siége de fourmillements très-prononcés. Cependant les phénomènes généraux semblent rester stationnaires; mais en peu de jours, la
paralysie s'étend aux quatre membres et la malade
succombe dans un état de résolution générale. *Autopsie*. Le cerveau ne présente aucune altération
remarquable : mais la moelle épinière, dans la partie supérieure de la région cervicale, présente un ramollissement qui s'étend à presque toute son épaisseur : la couleur de cette partie ramollie est jaunâtre; la substance est réduite en bouillie.

On voit encore ici les phénomènes paralytiques
se développer et envahir graduellement les diverses
parties du corps, suivant que l'altération de la
moelle elle-même s'étend davantage. Bornée d'abord

à une moitié du cordon, elle a bientôt fini par envahir la totalité, et alors les symptômes de la paralysie ont été généraux.

Pinel a publié, en 1821, dans le *Journal de Physiologie* de M. Magendie, deux cas de myélite que
j'ai recueillis avec soin et que je vais rapporter à
l'appui des faits précédents, malgré quelques dis-
semblances apparentes.

Marie Brisset, âgée de vingt-sept ans, ayant toujours joui d'une bonne santé, mais d'une susceptibilité nerveuse très-grande, est accusée d'un vol;
on la renvoie sur de faux soupçons : ses règles se
suppriment à l'instant; profondément affectée, elle
se croit perdue, déshonorée. Le troisième jour, on
la trouve dans son lit et dans un état complet
d'anéantissement des fonctions sensoriales et motri-
ces. Elle est transférée à l'Hôtel-Dieu. Après un
séjour d'un mois et demi, la stupeur a disparu;
mais il reste un état de démence qui la fait admettre
à la Salpêtrière, le 18 août 1818. Lors de son entrée,
elle présente les symptômes suivants : regard étonné,
difficulté d'articuler les mots; réponses tardives, pé-
nibles, rarement justes; inertie, mais non paralysie
de tous les membres; vie automatique, parfois accès
de colère et d'impatience; les fonctions organiques
s'exécutent avec plénitude et énergie. Pendant quinze
mois, ces symptômes n'offrent que de légères variations; le 13 janvier 1820, la malade est prise tout à
coup de convulsions. Le lendemain, la bouche est
écumeuse, les yeux sont renversés; grincement de
dents, serrement tétanique des mâchoires, coma profond, secousses convulsives du tronc, se répétant

trois à quatre fois par minute ; les membres sont
immobiles et sans convulsions ; le pouls est développé, fréquent, irrégulier, tumultueux ; la respiration
courte, gênée précipitée ; les déjections involontaires ;
tout le corps est couvert d'une sueur abondante dont
l'odeur est forte et tenace, et s'élève en vapeur au-
dessus de la malade. Pendant trois jours, les convulsions du tronc se répètent continuellement, semblent être plus fortes pendant le jour et comme accompagnées d'un paroxysme fébrile ; les autres fonctions présentent les mêmes désordres. La malade
meurt le 18 janvier au matin, sans qu'aucune interruption soit venue suspendre un instant cette succession rapide de graves désordres.

Ouverture du corps.

Le crâne est injecté, épais ; la dure-mère mince,
presque diaphane ; le sinus longitudinal est gorgé
de sang ; l'arachnoïde présente dans toute l'étendue
des régions frontale et pariétale les traces d'une ancienne inflammation, annoncée par l'épaississement
de la méningite, par une couche albumineuse, par
de la sérosité comme purulente dans ses feuillets et
par ses adhérences intimes avec la substance corti-
cale ; le cerveau et le cervelet n'offraient rien de
particulier. Le rachis, ouvert avec précaution, ne
présente aucune altération dans ses enveloppes membraneuses ; mais après avoir incisé la dure-mère rachidienne dans toute sa longueur, je reconnais, dans
la substance même de la moelle épinière, une dé-

sorganisation pultacée, commençant vers la quatrième
vertèbre cervicale, et finissant vers la première
lombaire; dans toute cette étendue, la pulpe nerveuse
est réduite en une espèce de bouillie jaunâtre, diffluente, inodore; vers la région lombaire, la substance médullaire reprend sa consistance ordinaire et
se trouve baignée par un peu de sérosité roussâtre.

Dans cette observation, remarquable par la marche
rapide de la myélite, on voit que les secousses convulsives sont bornées au tronc, et que les membres
au contraire, sont immobiles. Olivier, d'Angers, qui
cite ce fait dans son ouvrage, demande pourquoi les
membres n'ont pas éprouvé de convulsions comme
le tronc. Mais il oublie lui-même que les convulsions des membres appartiennent surtout à la méningite rachidienne, comme nous le verrons plus
tard, et que, dans ce cas, les méninges du rachis
étaient saines, et que du reste, les secousses continuelles du tronc provenaient évidemment d'une exaltation musculaire, sympathique de la masse des
muscles sacro-lombaires. Nous allons voir dans la
seconde observation se manifester des mouvements
incohérents mais non convulsifs des membres, dans
un cas de myélite bornée à la région dorsale.

Félicie Lepoigny, d'une constitution sanguine, réglée à onze ans, fut effrayée à l'âge de quinze ans
par l'entrée des Russes dans son village et par les
poursuites acharnées de l'un deux. Elle fut atteinte
d'accès épileptiques d'abord assez éloignés, mais qui
devinrent de plus en plus fréquents : ses facultés
intellectuelles s'affaiblirent profondément. Elle fut
conduite à la Salpêtrière, dans un état complet d'i-

diotisme, compliqué d'épilepsie, dont les attaques revenaient tous les quatre à cinq jours. Pendant quatre années on n'observa aucun changement dans l'état de la malade. Les 7 et 8 janvier 1820, les accès épileptiques devinrent très-fréquents; ils s'arrêtèrent et, pendant quinze jours, reprirent leur type ordinaire ; mais le 23 janvier les convulsions générales se renouvellent et se succèdent avec une rapidité inconcevable. La face est rouge et injectée; les yeux convulsivement et inégalement contractés : secousses convulsives et continues du tronc; mouvements incohérents mais non convulsifs, des membres; anéantissement du sentiment et des facultés intellectuelles; respiration courte, luctueuse. Les secousses convulsives et les autres symptômes persistent avec la même intensité le 27 : le lendemain la malade succomba.

Ouverture du corps.

Crâne épais, injecté ; arachnoïde saine, mais injectée aussi, ainsi que toute la substance cérébrale, dont la consistance est ordinaire ; les ventricules sont petits et contiennent très-peu de sérosité; le cervelet est mollasse, mais sain. Le rachis, ouvert dans toute son étendue, présente une très-forte injection dans tout son appareil veineux ; la substance médullaire est le siége, dans toute la région dorsale, d'une désorganisation pultacée, diffluente; semblable à celle qui a été rencontrée dans l'observation précédente; le ramollissement commence supérieurement à la région cervicale, au-dessous de l'origine des plexus ner-

veux des membres thorachiques, et s'arrête inférieurement à la région lombaire ; au-dessus et au-
dessous, la substance médullaire reprend sa consistance ordinaire.

Nous retrouvons dans cette observation beaucoup
d'analogie avec la précédente, sous le rapport de la
marche rapide des accidents et de quelques uns des
symptômes observés dans le cours de la maladie.
Ainsi mêmes secousses convulsives dans les muscles
postérieurs du tronc, mouvements automatiques des
membres qui sont libres, parce que sans doute la désorganisation n'atteint pas les deux renflements de la
région cervicale et lombaire; ici la sensibilité est anéantie, phénomène que n'a pas paru présenter l'autre cas.
La mort également rapide chez l'une et chez l'autre,
et l'ensemble des phénomènes de réaction violente
et fébrile, annoncent assez le caractère inflammatoire de cette désorganisation sur-aiguë de la moelle
épinière. Les secousses comme convulsives du
tronc ont été aussi observées par M. Honoré, dans un
cas de myélité, bornée au tiers supérieur de la région dorsale, mais avec exaltation de la sensibilité;
et c'est un symptôme qui peut être rangé parmi ceux
de cette phlegmasie, quoique Olivier, d'Angers, le regarde comme accidentel.

La douleur rachidienne est encore un symptôme
qui peut manquer dans la myélite, quoique l'observation constate souvent sa présence, surtout dans les
cas aigus, ou qui sont bornés à un point circonscrit
de la moelle. Ainsi M. Goupil a rapporté l'exemple
d'une personne qui, après un mois de maladie, succomba en peu d'heures, et chez laquelle on trouva

à l'ouverture du corps un ramollissement de la moelle épinière, et des traces bien prononcées d'inflammation des membranes qui l'entourent dans une étendue de quelques pouoes seulement, vers le milieu de la région dorsale. Le seul symptôme précurseur fut une douleur vive qui se propageait à toute la région dorsale.

Au lieu d'être bornée et circonscrite, l'altération aiguë de la moelle peut au contraire être entière et profonde, et cependant les accidents ne pas présenter plus de gravité pour cette raison.

Un caporal éprouve des vertiges et des nausées avec céphalalgie violente, respiration gênée, anxiété, douleur fixe au dessous de la mamelle droite, décubitus sur le dos, épigastre et hypocondre droit sensibles au toucher, crampes dans les jambes, puis une complication gastro-intestinale avec ses symptômes. Pendant sept à huit jours l'état du malade est à peu près le même; les urines cependant sont difficiles; le neuvième jour le malade éprouve plusieurs vomissements de matière noirâtre; il est dans un état stupide, la respiration est lente et (ce qu'il faut noter) le malade se lève lui-même pour satisfaire ses besoins; dans la nuit il succombe.

Ouverture du corps.

Le prolongement rachidien présente, au niveau de la sixième vertèbre dorsale, une interruption complète de sa continuité; de sorte que les deux bouts qui en résultent, coupés en biseau aux dépens de leur face postérieure, laissent entre eux un intervalle de neuf ou dix lignes antérieurement, et d'un pouce et demi environ postérieurement; dans cette intervalle est épanché un liquide d'une couleur jaunâtre et légèrement trouble ; les deux bouts correspondant à la portion de la moelle détruite sont ramollis dans l'étendue d'une à deux lignes, et ont une teinte grisâtre ; le reste de la moelle n'est nullement altéré, ni dans sa couleur ni dans sa consistance.

Les symptômes que présente ce malade sont certainement peu en harmonie avec une altération aussi rapide et aussi profonde de la moelle épinière ; on ne trouve pour la myélite que des crampes douloureuses dans les membres inférieurs, et quelque atonie dans les déjections ; mais la persistance de la motilité dans tous les membres, puisque le malade se lève lui-même pour satisfaire ses besoins, la veille de sa mort, est un phénomène des plus singuliers, et qui se rapproche un peu des deux cas que j'ai observés moi-même et rapportés plus haut.

Si cependant la destruction complète de la moelle s'observe rarement dans la myélite aiguë, il peut en arriver autrement dans ses affections chroniques, et nous en citerons quelques exemples pour donner une idée de leur marche, souvent insidieuse.

Un jeune soldat, récemment guéri d'une fièvre pétéchiale, se plaignait de douleurs vives dans les vertèbres dorsales, de difficulté de mouvoir les membres inférieurs, de suppression d'urine, d'excrétion involontaire de matières fécales, et d'une débilité profonde ; il présentait enfin, suivant M. Bréra, tous les symptômes ataxo-adynamiques. On employa un grand nombre de moyens thérapeutiques pendant plusieurs mois et sans succès. La faiblesse des membres abdominaux s'accrut jusqu'à la paralysie complète ; bientôt après les membres thorachiques furent également affectés de paralysie ; dès lors perte de la parole. Pendant quinze jours, il reste immobile, tout en conservant l'intégrité des facultés intellectuelles, puis il meurt subitement.

Autopsie.

On ne trouva rien dans le cerveau, le thorax et l'abdomen, mais la moelle épinière était plongée au milieu d'une grande quantité de fluide sanieux; elle était en suppuration et désorganisée à la partie inférieure de la région dorsale, sans pourtant avoir perdu sa forme naturelle. Ses membranes et le périoste du canal vertébral étaient détruits dans le point où le tissu de la moelle avait éprouvé une désorganisation plus profonde ; les vertèbres et leurs ligaments étaient sains.

On voit encore dans ce cas que les symptômes ne sont pas en rapport avec la gravité d'une destruction aussi complète d'un organe si essentiel à la vie.

M. Bullier a rapporté, dans le journal de M. Magendie, un cas plus remarquable encore ; il s'agit d'un homme de quarante ans, affecté de naissance d'une déviation du rachis, qui fut atteint de paralysie du mouvement dans les membres supérieurs, avec conservation de la sensibilité dans ces parties ; il n'y avait nulle lésion des membres inférieurs ni des facultés intellectuelles. Les accidents durèrent au même degré pendant sept années de suite ; puis il survint un marasme général, auquel succomba le malade. A l'autopsie, on put voir que la moelle n'é- prouvait aucune compression de la gibbosité ; elle se contournait comme le canal vertébral dans la ré- gion dorsale ; la cavité arachnoïdienne contenait un peu de sérosité ; la moelle épinière était saine de- puis la base du cerveau jusqu'à la quatrième paire des nerfs cervicaux ; les deux tiers inférieurs étaient également sains ; mais entre ces deux portions, c'est- à-dire dans l'étendue de six à sept pouces environ, la moelle épinière offrait une cavité allongée, rem- plie d'une sorte de fluide gris rougeâtre, et dans lequel était disséminée une grande quantité de vaisseaux capillaires sanguins et de parcelles de tissu cellulaire. On voyait à peine, sur la partie an- térieure de cette portion altérée, les cordons médul- laires en rapport avec les racines correspondantes des nerfs spinaux : du côté gauche le cordon inter- rompu n'était plus marqué que par des portions lenticulaires de matière médullaire placées à la suite les unes des autres dans la ligne de sa direc- tion.

Cette observation, que M. Magendie a commentée avec beaucoup de sagacité dans son journal, est une nouvelle preuve que la myélite chronique peut non- seulement durer très-longtemps, mais encore ne pas produire, malgré sa désorganisation entière, mais lente, des accidents aussi sûrement mortels que ceux qu'on pourrait supposer.

Le fait suivant, observé par M. Andral, fournit à

la fois un exemple assez rare de ramollissement dans toute l'étendue de la moelle épinière, et un exemple frappant de la marche que suit ordinairement la myélite dans son développement.

Un coffretier, âgé de trente-huit ans, commença à éprouver sans cause connue, dans le cours de l'année 1818, un engourdissement habituel et un sentiment de froid d'abord dans le doigt indicateur, puis dans la main, et enfin dans tout le bras du même côté ; un peu plus tard, développement des mêmes phénomènes dans le bras opposé ; au bout d'un an, les membres inférieurs commencèrent à s'engourdir à leur tour, et peu à peu les quatre membres furent frappés de paralysie complète. Huit années après ces accidents, le malade présentait les symptômes suivants : contracture habituelle et douloureuse des deux membres abdominaux ; jambes fléchies sur la cuisse, et la cuisse sur le bassin ; la sensibilité est obtuse. Les deux bras, dans une forte adduction, sont habituellement placés au-devant du thorax ; tous les doigts, contracturés, sont fléchis dans la paume de la main. Il survint une large escarre au sacrum, suite du décubitus continuel sur le dos, et mort. A l'autopsie, M. Andral ne trouva rien d'insolite dans l'encéphale ni dans ses membranes. Au-dessous de la moelle allongée, la moelle épinière était diminuée de volume ; en détachant la pie-mère du sillon antérieur de la moelle, on pénétra dans un canal contenant une notable quantité de sérosité, infiltrée dans un tissu cellulaire grisâtre à mailles larges : ce canal régnait ainsi dans toute l'étendue de la moelle épinière, offrant une capacité plus considérable dans la région cervicale. On n'y voyait plus aucune trace de la substance grise centrale, de sorte que la moelle formait un long canal, résultant du rapprochement des quatre cordons de la substance blanche qui la compose. Les faisceaux antérieurs et postérieurs de chaque moitié de la moelle n'étaient pas séparés par un sillon latéral ; seulement, à leur jonction, la substance nerveuse formait une couche peu épaisse, presque transparente, qui laissait voir le liquide infiltré dans l'intérieur de la moelle.

Les faits qui viennent d'être rapportés montrent le ramollissement de la moelle à la suite de la myélite aiguë ; nous allons voir que dans la myélite chronique on peut observer l'endurcissement très-prononcé de son tissu, aussi bien que les autres désorganisations de sa structure. Voici un fait rapporté par Abercrombie.

Un monsieur, à la suite d'une chute violente, dans laquelle le cou porta principalement, est pris de faiblesse et de paralysie dans le bras gauche. Ce membre s'atrophie sensiblement ; plus tard, le bras droit présente les mêmes phénomènes ; mais les membres inférieurs restent agiles. Il meurt subitement quatre années après l'apparition des premiers accidents. A l'autopsie, on trouve un endurcissement notable de la portion cervicale de la moelle, avec hypertrophie ; de plus, les membranes rachidiennes sont fortement épaissies dans cet endroit, ce qui fait présumer qu'il y a eu dans cette région une méningite chronique, qui a contribué sans doute au développement anormal et à l'induration morbide de la moelle épinière.

La grande analogie qui existe entre la plupart des symptômes qui accompagnent l'induration du tissu nerveux en général, et ceux que l'on observe dans les affections chroniques, suffit pour faire rattacher ces deux états opposés de la substance nerveuse au même phénomène pathologique, et même l'attribuer presque exclusivement à un travail lent et phlegmasique. Nous avons déjà vu, du reste, que dans la cérébrite paralytique, cette induration pouvait revêtir tous les caractères extérieurs d'une violente inflammation, caractérisée par les symptômes les plus aigus ; il est rationnel de supposer qu'il en est de même pour les affections du cordon rachidien.

SYMPTOMES DE LA MYÉLITE AIGUE.

On observe d'abord un engourdissement des doigts ou des orteils, avec gêne dans les mouvements et sentiment de pesanteur et de froid ; ces symptômes gagnent bientôt les membres et le tronc; il y a fourmillement incommode et rarement de véritables convulsions; dans quelques cas, il y a vomissements ; bientôt le malade se plaint d'une douleur vive et profonde dans un des points du rachis, qui correspond ordinairement au foyer du mal; cette douleur peut se propager dans toute la longueur du dos et s'exaspérer par les mouvements. Ce dernier phénomène doit faire supposer qu'il y a complication alors de méningite rachidienne, dans laquelle nous verrons plus loin que les douleurs sont si prononcées et l'exaltation de la sensibilité est si fréquente. La douleur est quelquefois augmentée par le décubitus sur le dos, ce qui, du reste, est assez rare, à moins que le malade ne soit couché sur de la plume. La pression n'exaspère pas la douleur, qui souvent même est nulle. On peut cependant reconnaître la hauteur à laquelle s'est développée la myélite, en portant successivement un ou deux doigts sur toutes les apophyses épineuses et en pressant légèrement sur chacune d'elles : c'est le mode d'exploration le plus simple. La pression ainsi exercée fait éprouver au malade une légère douleur dans un point qui jusque-là n'avait été le siége d'aucune sensation appréciable ; tout s'était réduit à un sentiment de faiblesse dans les mouvements, et à l'impossibilité de serrer fortement les objets avec la main.

On voit, dans la myélite, la paralysie suivre tantôt une marche ascendante, et gagner ainsi la partie supérieure du tronc, les membres thorachiques, et déterminer alors la gêne de la respiration et enfin l'asphyxie, tantôt au contraire se propager vers les parties inférieures du corps. Dans certains cas l'abolition du mouvement existe sans altération de la sensibilité, ou celle de la sensibilité sans la paralysie du mouvement, suivant le siége et la marche de l'affection qui désorganise les différents cordons de la moelle. Ordinairement c'est un seul côté du corps qui est frappé de paralysie, puis l'autre, et alors les mains ou les pieds deviennent le siége de fourmillements et d'engourdissements; l'un des membres est souvent affecté en entier avant que les mêmes phénomènes se développent dans le membre opposé.

La sensibilité tactile étant plus développée aux mains et aux pieds qu'à la surface des autres parties du corps, les malades ressentent dans ces parties les premiers effets de la lésion de la sensibilité; c'est surtout à l'extrémité des doigts, et dans les gros orteils que se développent d'abord ces phénomènes insolites, que l'on a cru devoir attribuer au début primitif de l'inflammation par les radicules nerveuses, et qui gagne ensuite les branches, les troncs nerveux et enfin le cordon rachidien. On peut encore expliquer le développement de ces symptômes par les degrés différents de sensibilité départie aux différentes régions du corps; et quel que soit le mode d'apparition de cette sensation, elle peut dériver aussi de l'état morbide déjà formé dans l'intérieur de la moelle épinière.

Il est inutile de répéter que la sensibilité et le mouvement sont plus ou moins altérés, suivant que la phlegmasie occupe plus ou moins profondément les cordons antérieurs ou les cordons postérieurs.

Lorsque la myélite affecte la région dorsale ou lombaire, les membres inférieurs sont seuls paralysés, et les membres supérieurs ne sont atteints dans leur motilité que lorsque le ramollissement occupe la portion cervicale de la moelle épinière. Cette règle est assez générale : cependant elle présente de fréquentes exceptions, car les faits nous ont prouvé que la motilité ou la sensibilité peut, dans certains cas, subsister au-dessous du point désorganisé. Quant à la sensibilité, elle n'est guère exaltée dans la myélite, n'importe son siège, que lorsqu'il y a complication d'inflammation méningo-rachidienne. Cependant j'ai observé souvent ce phénomène chez des malades qui étaient atteints d'une affection chronique, bornée au cerveau seulement.

En général, les fonctions de l'intestin et de la vessie sont plus ou moins lésées, mais plus particulièrement celles de l'intestin ; il existe comme un état de contraction musculaire d'où dépend la constipation; puis il est suivi d'un relâchement paralytique qui s'annonce par les déjections involontaires. Les mêmes phénomènes s'observent dans la vessie, et leur succession est identique; l'accumulation primitive de l'urine et la distension de la vessie sont dus au spasme des muscles de son col.

Olivier, d'Angers, a observé que chez les malades dont l'affection paraît être de nature rhumatismale, on observe des secousses convulsives et comme tétaniques des membres incomplétement paralysés. Cette remarque ne nous paraît pas très-fondée, quoique cet auteur veuille la justifier en disant que dans ce cas les enveloppes fibreuses de la moelle participent à l'inflammation. Dans la période d'acuité, le pouls est ordinairement fréquent, développé, irrégulier, tumultueux ; en un mot il existe un état fébrile, avec retour de paroxysmes; la respiration est gênée et fréquente.

Tels sont les symptômes généraux qui peuvent faire reconnaître surtout la myélite aiguë ; mais les communications nerveuses et si multipliées de la moelle avec les divers appareils organiques, deviennent la cause d'une foule de phénomènes sympathiques, qu'il faut étudier avec soin, suivant les diverses régions de la moelle épinière qui sont affectées.

Quand l'inflammation occupe le bulbe céphalique ou les prolongements de la moelle épinière, on observe quelque dérangement dans les facultés intellectuelles, tel que le délire ou de la rêvasserie; alors comme le malade ne peut pas rendre compte aisément ni de la douleur rachidienne, ni des autres particularités qui se rattachent aux progrès de la lésion des mouvements ou de la sensibilité, le diagnostic peut devenir obscur.

Tous les phénomènes qui précèdent la paralysie doivent être regardés comme les effets du premier travail morbide, auquel succède la désorganisation du tissu de la moelle; c'est à partir de ce moment que la paralysie devient aussi complète. Dans la myélite de la portion crânienne du cordon rachidien il y a trouble des sens, délire, trismus, grincements de dents; la déglutition est difficile, la parole impossible, les mouvements de la respiration sont pressés, tumultueux; on a vu quelquefois des symptômes d'hydrophobie. A ces phénomènes succède une hémiplégie seule, suivant que le ramollissement occupe un ou les deux faisceaux de la moelle. On observe une douleur fixe dans la partie postérieure du cou, une rigidité prononcée dans les muscles de cette région ainsi que dans les membres supérieurs; la respiration est ordinairement diaphragmatique. La myélite peut aussi revêtir les formes de l'angine.

Dans la myélite de la portion dorsale, on observe des secousses convulsives et continues du tronc et une agitation générale, à laquelle succède promptement une résolution complète : la respiration est courte, accélérée et semble ne plus s'effectuer que par l'action des muscles respirateurs externes; il peut survenir des battements de cœur irréguliers et assez violents pour simuler un anévrisme.

Dans la myélite de la portion lombaire, la paralysie affecte principalement les extrémités inférieures, les muscles constricteurs de la vessie et de l'intestin; on remarque aussi une douleur profonde, bornée à la région des lombes, des coliques vives, des contractions spasmodiques des parois abdominales, ou la sensation d'un resserrement pénible dans cette région. On a vu cependant quelquefois les effets symptomatiques remonter de bas en haut, et, quoique le siége de l'altération soit dans les lombes, les extrémités supérieures s'agiter de mouvements convulsifs, et les troubles de la respiration et de la circulation être aussi profonds que dans la myélite cervico-dorsale. C'est surtout sur l'appareil utérin que l'altération de la portion lombaire fait retentir ses effets, en supprimant le flux menstruel et en déterminant des symptômes hystériques quelquefois très-violents. Enfin on a vu de véritables accès d'épilepsie survenir chez des sujets qui ont succombé à un ramollissement pultacé de cette partie de la moelle.

Dans la myélite chronique, tous les symptômes que nous venons de parcourir sont les mêmes, seulement leur développement est quelquefois insidieux à cause de sa lenteur : on a pu la confondre alors avec une affection rhumatismale, ou avec le lumbago; on observe en effet un état douloureux des membres qui rend leur attouchement douloureux, et qui

s'accompagne d'une douleur plus ou moins fixe
dans l'étendue du rachis, et sans aucun phénomène paralytique. Tel est le début très-fréquent de
la myélite chronique. La démarche paraît présenter
des signes plus certains et plus appréciables : chaque pied se détache avec peine du sol, et dans l'effort que fait le malade pour le soulever entièrement
ou pour le porter en avant, le tronc se redresse et
se renverse en arrière, comme pour contre-balancer
le poids du membre inférieur, qu'un tremblement
agite avant qu'il soit de nouveau appuyé sur le sol.
Dans ce mouvement de progression, tantôt la pointe
du pied est abaissée et traîne plus ou moins contre
terre avant de s'en détacher, tantôt elle est relevée
brusquement en même temps que le pied est déjeté
en dehors. Ces diverses lésions de la motilité ren-
treraient parfaitement dans les explications de Bellingeri sur les fonctions que certaines portions des
cordons moteurs de la moelle épinière exercent
sur les mouvements d'extension ou de flexion des
muscles des membres.

Ce qui tend à confirmer cette opinion, c'est qu'en
effet sur certains malades la paralysie se borne soit
aux extenseurs, soit aux fléchisseurs : ainsi ces malades sont dans l'impossibilité de marcher, de porter
un pied l'un devant l'autre, souvent même de rester
debout, tandis qu'ils peuvent très-bien se mettre à
genoux, ou marcher à quatre pattes, et quelquefois
avec une grande vitesse. Dans ces cas la paralysie
est bornée aux muscles extenseurs des pieds et des
jambes, et ceux des cuisses sont encore agiles. La
motilité présente mille autres particularités dans les

lésions que les malades peuvent seuls comprendre et expliquer. Lorsque la myélite chronique est confirmée, les membres paralysés se raidissent peu à peu, se contractent, et restent ensuite toujours dans un état de contracture qu'il est difficile de surmonter : il faut dire aussi que cette rigidité n'est pas constante. Quelquefois les membres sont agités par des secousses ,comme galvaniques quand on passe légèrement la main sur le trajet des nerfs principaux.

Il y a diminution dans la température des membres, absence de toute transpiration cutanée, et de là cet aspect sec et furfuracé de la peau, et l'exfoliation continuelle de l'épiderme.

A ces symptômes propres à la myélite chronique se joignent des phénomènes secondaires que nous avons vus à l'état aigu, les battements du cœur, l'essouflement, des suffocations imminentes, et quelquefois tous les caractères de l'asthme nerveux, ou bien de l'angine de poitrine; on a observé aussi des constrictions très-fortes dans les parois abdominales, des crampes d'estomac, des tiraillements douloureux dans les hypocondres. En général, les facultés intellectuelles sont intactes.

Le pronostic de la myélite aiguë ou chronique est toujours très-grave; dans quelques cas, la marche est tellement rapide, que la mort survient en peu d'heures, en peu de jours : ordinairement elle arrive du troisième au quatrième jour ; cette terminaison est constante quand le ramollissement envahit les parties supérieures et voisines du méso-céphale. Cette inflammation ne paraît guère susceptible de guérison, même quand elle se prolonge plusieurs mois, puisque la destruction plus ou moins complète de la moelle épinière en est le terme inévitable, et avec elle, la cessation de la vie. La durée de la myélite chronique ne peut cependant être fort longue, et l'on a vu des malades vivre quinze et vingt ans paralysés, avec une désorganisation assez étendue de la moelle, qu'on a pu constater ensuite sur le cadavre. Le terme ordinaire ne dépasse pas quelques années, et la terminaison la plus commune arrive par tous les accidents consécutifs aux escarres du sacrum. Les exemples de guérison sont rares, mais ils sont possibles, et cette dernière considération oblige le médecin à ne pas négliger, dans une maladie aussi grave, toutes les ressources d'un traitement énergique, et surtout persévérant.

L'influence des moyens antiphlogistiques au début et à chaque exacerbation de la maladie ne saurait être mise en doute, et c'est, je le répète, à la persévérance du traitement qu'on peut attribuer de pouvoir entraver la marche de la maladie, quand la chose est possible. Les applications réitérées sur la région vertébrale, de tous les moyens dérivatifs imaginables, plus l'usage d'un long emplâtre de poix de Bourgogne, saupoudré de quelques grains d'émétique, ont souvent produit de bons effets. L'éruption pustuleuse qui en résulte est alors un stimulant plus efficace que les cautères ; les ventouses scarifiées, des lavements légèrement purgatifs, une diète sévère dans le principe, des boissons délayantes ou un peu excitantes : tels sont aussi les moyens les mieux indiqués. Quand les premiers phénomènes d'excitation sont passés, on peut administrer les douches d'eau chaude, de

33 à 34 degrés, et fortement salée, sur la longueur du rachis, à l'aide d'un conduit mobile, élevé de quelques pieds, suivant la force que l'on veut donner à la douche. On peut encore appliquer des cautères, ou des vésicatoires volants sur les côtés des apophyses épineuses, où le malade perçoit la douleur. Les bains de mer sont recommandés dans les paraplégies anciennes, et le rétablissement des fonctions urinaires est souvent un de leurs premiers effets. Quant aux médicaments internes, on a préconisé la strychnine, l'hydrochlorate de morphine et la teinture de cantharides pour ranimer les contractions de la vessie. L'électro-puncture, fort vantée dans un moment, doit être réservée pour les affections locales des nerfs ou filets nerveux.

ARTICLE VIII.

DE L'ATROPHIE ET DE L'HYPERTROPHIE DE LA MOELLE ÉPINIÈRE.

On a observé déjà depuis longtemps que chez les vieillards l'axe cérébro-spinal entier subit une diminution remarquable dans toutes ses parties, et que la moelle épinière, tout en présentant en général une densité plus considérable, est toujours diminuée de volume et de longueur. Cotugno a signalé ce fait d'une manière précise, puis Haller et Morgagni. Chauffard a démontré que le raccourcissement et l'induration de la moelle étaient surtout manifestes

dans les cas où le rachis offre une courbure chez les
vieillards ayant le dos voûté. Déjà Desmoulins avait
aussi observé que dans la vieillesse, le cerveau
aussi diminue de volume, et que ses fibres prennent
en même temps plus de dureté et de cohésion ; et
même il a pu déterminer que cette densité du cerveau était d'un vingtième environ plus grande que
chez l'adulte.

Mais l'altération la plus remarquable est l'espèce
d'atrophie que subit la moelle épinière, atrophie
que l'on peut constater également dans les régions
cervicale, dorsale et lombaire. La densité augmente
en proportion. Le volume des racines rachidiennes
présente aussi une diminution proportionnée à celle
de la moelle. L'abondance du liquide céphalo-rachidien augmente en raison de la diminution du
centre nerveux. Bonnet dit qu'il a trouvé la moelle
épinière sensiblement diminuée dans toute sa longueur, sur le cadavre d'un individu qui avait été
agité de convulsions générales et presque continuelles pendant douze années ; le canal vertébral
contenait en même temps une très-grande quantité
de sérosité.

Si l'âge produit habituellement cette modification
dans le cordon rachidien, d'autres causes peuvent
le déterminer aussi. La moelle épinière des individus hémiplégiques, quel que soit leur âge, diminue
de volume dans toute l'étendue de la moitié latérale
qui correspond au côté affecté. Chaussier a trouvé
aussi, dans un cas semblable, l'atrophie du cordon
rachidien et de tous les nerfs du côté paralysé.
On a trouvé chez un cul-de-jatte, âgé de quarante-

neuf ans, le renflement lombaire réduit au volume d'une plume ordinaire; il était très-dur, sans matière grise; les nerfs étaient complétement atrophiés aussi.

Un idiot, âgé de vingt ans, rachitique, mourut à Bicêtre dans un état complet de marasme; les membres inférieurs étaient atrophiés, les cuisses fortement fléchies sur le bassin et les jambes sur les cuisses. On trouva sur son cadavre que la cavité des méninges rachidiennes contenait une assez grande quantité de sérosité limpide ; le volume de la moelle épinière était réduit de moitié, le renflement lombaire à peine marqué ; les racines des nerfs étant filiformes.

La paralysie de longue durée amène donc à sa suite l'atrophie de la moelle épinière et des nerfs qui en émanent: telle est la cause la plus fréquente de cette altération. Elle peut reconnaître aussi un ancien ramollissement qui aura été suivi d'une résorption lente et progressive de la substance nerveuse altérée.

L'atrophie sénile peut être plus prononcée dans certaines régions de la moelle que dans d'autres, quoiqu'il y ait diminution réelle dans toute sa longueur. Comment, dans ce cas, s'opère cette atrophie? Elle ne peut être que le résultat d'une perversion de nutrition, due à ce que la substance médullaire ne reçoit plus le sang réparateur nécessaire, à mesure qu'elle s'endurcit. Et cette cause doit être encore plus active chez les individus qu'une paralysie, ou toute autre affection, oblige de garder un repos complet pendant longtemps.

On comprend aisément que l'atrophie de la moelle peut être le résultat d'une compression longtemps exercée sur cet organe, soit par une déviation des os, soit par une tumeur accidentelle.

L'hypertrophie de la moelle est encore une altération sinon plus rare, du moins assez mal observée. Cette espèce d'altération se rattache à l'hypertrophie du système nerveux en général, et surtout à celle du cerveau, que nous avons vue être assez fréquente dans la troisième forme de la cérébrite paralytique. Elle peut être congéniale chez le fœtus, ainsi que l'a vu le docteur Reccelli. M. Andral a pu observer chez un enfant épileptique, une hypertrophie notable de la moelle épinière, bornée à la région cervicale ; le cordon nerveux remplissait exactement le canal osseux qui le renferme. M. Hutin rapporte un fait à peu près semblable : sur un enfant atteint de chorée, avec exaltation extraordinaire de la sensibilité tactile, on trouva, depuis le tronc occipital jusqu'au milieu de la région dorsale, une hypertrophie telle, qu'elle remplissait complétement la cavité de la dure-mère ; son tissu, d'une densité considérable, avait une apparence caséiforme.

L'hypertrophie dans la moelle épinière peut revêtir, comme dans le cerveau, l'apparence d'un véritable état phlegmasique ; en voici un exemple intéressant qu'a observé M. Charcelay.

Une domestique, âgée de quarante-trois ans, entre aux Vénériens pour deux ulcérations au voile du palais ; elle fut soumise à un traitement régulier. Trois mois après son admission, elle se plaint d'une douleur assez vive dans le bas de la région lombaire :

démarche pénible, secousses légères et convulsives, quand les membres inférieurs sont étendus ; le septième jour de l'invasion des premiers accidents, la jambe droite est complétement paralysée ; la jambe gauche remue encore, mais difficilement ; sensibilité obtuse dans les deux membres, fourmillements à la plante des pieds et dans les jambes ; quelques soubresauts dans les jambes ; paralysie de la vessie. Pendant trente-six jours cet état resta stationnaire et la malade succomba.

Autopsie.

Le cerveau est sain ; en ouvrant le rachis on trouve dans la région dorsale une hypertrophie très-notable, surtout de la substance grise de la moelle épinière. elle est injectée, tuméfiée, un peu ramollie. Cette sorte de développement inflammatoire remonte jusqu'au niveau de la cinquième vertèbre dorsale ; dans toute cette étendue, la substance grise n'est plus recouverte que par une couche mince de substance blanche à sa face postérieure. Cette altération particulière de la substance grise avait envahi complétement les faisceaux postérieurs de la substance grise, également à droite comme à gauche, tandis que les faisceaux antérieurs étaient en partie intacts.

D'après les symptômes présentés par cette malade, il est évident que l'hypertrophie est ici entièrement inflammatoire ; et son siége particulier dans la substance grise confirme encore cette opinion.

M. Monod a rapporté également deux faits très-curieux, dans l'un desquels la substance grise altérée et mise à nu à la face postérieure de la moelle présentait un écartement des cordons postérieurs ; toute la moelle épinière était fortement indurée. Dans l'autre cas, fort analogue à celui-ci, il y avait aussi écartement des cordons médullaires postérieurs ; la substance grise était hypertrophiée et altérée à la face postérieure de la moelle.

Quelles que soient la marche et la cause de l'hypertrophie de la moelle épinière, et qu'elle affecte principalement la substance grise ou la substance blanche, les symptômes se rapprochent plus ou moins de ceux de la myélite chronique. M. Hutin pense que lorsque l'induration du tissu nerveux coïncide, dans la moelle épinière, avec son hypertrophie, coïncidence qui est assez commune, du reste, on observe une exaltation notable de la sensibilité tactile dans les parties qui correspondent au siége de l'altération, ainsi que des convulsions, des contractions spasmodiques, des fourmillements douloureux. Il croit avoir remarqué que l'hypertrophie seule donne lieu à l'exagération plus ou moins grande de la sensibilité tactile. Le même phénomène s'est rencontré dans quelques cas de myélite aiguë terminée par ramollissement, et il a manqué dans plusieurs exemples d'hypertrophie de la moelle.

ARTICLE IX.

PRODUCTIONS MORBIDES DANS LA MOELLE ÉPINIÈRE ET DANS SES MEMBRANES.

Pour compléter l'histoire pathologique des altérations du tissu propre à la moelle épinière, nous devons décrire les productions accidentelles qui peuvent s'y développer, et comme ces productions commencent à se former ordinairement dans les enveloppes rachidiennes, il est nécessaire de ne pas séparer ces études l'une de l'autre, et même d'exposer d'abord les altérations des enveloppes méningiennes qui consistent, soit en des transformations de tissu, soit en des productions nouvelles et sans analogie avec l'état sain. Nous allons adopter encore pour cette exposition l'ordre suivi par Olivier, d'Angers.

DES PLAQUES CARTILAGINEUSES DE L'ARACHNOIDE RACHIDIENNE.

Ces plaques cartilagineuses dans les membranes de la moelle sont les productions accidentelles les plus fréquentes · elles se présentent ordinairement sous l'apparence de petites lamelles d'un blanc brillant, de forme irrégulière, de quelques lignes de diamètre et d'une épaisseur variable ; on les rencontre dans le feuillet de l'arachnoïde qui revêt la pie-mère

de la moelle, du côté de sa face postérieure ; elles
sont plus rares dans le feuillet qui recouvre la dure-
mère ; il y en a plus rarement encore dans la région
cervicale. Ces productions cartilagineuses se développent primitivement à la face externe de l'arachnoïde et probablement dans le tissu sous-séreux et
très-vasculaire qui correspond à la pie-mère : les
aspérités que l'on sent à leur surface semblent indiquer que la déposition des molécules cartilagineuses
s'opère de côté. Elles sont flexibles sous les doigts ;
perdent leur couleur nacrée par la dessiccation ; elles
se dissolvent à l'ébullition ; elles se racornissent par
l'action des acides nitrique ou sulfurique. Ces différents caractères sont bien ceux du tissu cartilagineux.

Ces plaques sont assez fréquentes chez les épileptiques et surtout chez les vieillards. On peut présumer qu'elles sont surtout le produit des progrès
de l'âge ; elles peuvent dépendre aussi d'anciennes
irritations. M. Andral a vu la surface de la dure-
mère rachidienne parsemée, à sa face postérieure, de
plusieurs petits corps d'un blanc nacré, arrondis, de la
grosseur d'un pois, qui étaient composés, les uns de
fibres distinctes, comme pelotonnées, ressemblant à
une sorte de végétation du tissu de la dure-mère, et
les autres ayant l'aspect du cartilage.

Il est encore impossible, dans l'état actuel de la
science, de dire si ces concrétions sont des produits
réellement morbides et déterminent des accidents
particuliers

DES OSSIFICATIONS ACCIDENTELLES.

Les véritables concrétions osseuses se rencontrent rarement dans les méninges ; Olivier, d'Angers, a cependant rapporté un cas dans lequel une plaque osseuse moulée sur l'étui membraneux de la moelle avait une ligne et demie d'épaisseur, trois lignes de largeur, et deux pouces de longueur : la moelle était ramollie dans le point correspondant. Chez un homme de trente ans, M. Andral a trouvé aussi la dure-mère véritablement ossifiée dans une étendue de deux pouces de long, sur un pouce de large : la plaque qui en résultait ne faisait qu'une légère saillie sur les deux faces de la dure-mère, et elle avait la consistance et la texture d'un os large.

Dans la carie des vertèbres on trouve la dure-mère recouverte d'aspérités réellement osseuses, implantées dans le point qui correspond à l'altération des os, et recouvertes d'un liquide séro-purulent à leur surface. Mais il faut dire qu'en général ces concrétions sont rares et ne paraissent déterminer aucun symptôme particulier.

FOUGUS ET TUMEURS ENCÉPHALOIDES DANS LA DURE-MÈRE.

On a observé plusieurs fois le développement du fongus dans la dure-mère rachidienne, aussi bien que dans la dure-mère cérébrale. Cette végétation se développe par des effets analogues, et, usant peu à peu les vertèbres, parvient à former une tumeur plus ou moins considérable. C'est surtout à la suite des violences extérieures exercées sur le rachis que le fongus se forme le plus ordinairement.

Le docteur Wolff junior rapporte qu'un jeune garçon de dix ans, après avoir fait une chute sur le dos, se plaint au bout de quelque temps de ressentir des douleurs quand il marche, et deux mois plus tard il est obligé de rester toujours au lit. Dès ce moment, une fièvre lente se déclare, la paralysie des extrémités inférieures et de la vessie est complète. Il se forme à la partie supérieure du dos une grosse tumeur qu'on ne peut comprimer sans occasionner des vertiges; une seconde tumeur ne tarde pas à se manifester à la région lombaire, et le malade succombe. A l'autopsie, on trouve dans le canal rachidien que les apophyses épineuses des vertèbres dorsales étaient disparues. Les deux tumeurs étaient blanchâtres, dures, adhérentes à la moelle épinière, qui n'était pas sensiblement altérée : chaque tumeur de nature encéphaloïde était entourée par l'enveloppe membraneuse.

Abercrombie rapporte un fait semblable : un jeune homme qui était tombé sur le dos, avait continué de marcher pendant trois années ; il survint alors une douleur violente dans le dos, dans les jambes, et il se développa dans la région lombaire une tumeur qui devint rapidement considérable; elle s'ulcéra, devint le siége d'hémorragies répétées; il survint une paraplégie complète avec incontinence des urines, amaigrissement et mort, six ans après le premier accident. On trouva à l'autopsie une masse fongueuse, analogue à la substance cérébrale, qui prenait naissance dans la moelle épinière, et s'étendait de la troisième vertèbre lombaire au coccix ; plusieurs vertèbres dorsales étaient cariées.

Les cas de fongus encéphaloïde dans la dure-mère sont assez fréquents, et toutes les observations rapportées par différents auteurs, notamment par Olivier, d'Angers, offrent les mêmes caractères, la même marche et à peu près les mêmes effets, qui sont en général ceux de la compression lente de la moelle.

TUBERCULES DANS LES MEMBRANES RACHIDIENNES.

Dans la carie scrofuleuse du rachis, Delpech avait eu l'occasion d'observer assez souvent de la matière tuberculeuse dans l'épaisseur des membranes rachidiennes, et il pensait à ce sujet que si l'on trouve des ulcérations de ces membranes dans les affections de la colonne vertébrale, elles n'ont d'autre cause que le ramollissement des tubercules qu'elles renfermaient. Quelquefois la matière tuberculeuse est comme infiltrée dans le tissu de la membrane ; d'autres fois elle est disséminée sous forme de granulations très-petites, transparentes ; souvent aussi ce sont des noyaux isolés, des tubercules ayant leur enveloppe propre, finissant par se rapprocher et par se confondre en une seule masse plus ou moins volumineuse et comprimant la moelle.

Le développement de la même affection se rencontre aussi dans les méninges cérébrales et constitue la méningite tuberculeuse.

Nous allons rapporter quelques exemples où la matière tuberculeuse s'est ramollie dans la dure-mère rachidienne ou dans l'arachnoïde de la même région.

Une fille de quinze ans, présentant une gibbosité dans la partie inférieure de la région dorsale, fut admise à l'Hôtel-Dieu pour cause de dyspnée très-grande et de rigidité des muscles abdominaux. Examinée par le docteur Fouilhouy, elle ne peut donner aucun renseignement sur les circonstances commémoratives de la maladie. Huit jours après son entrée, les facultés intellectuelles et sensitives sont complétement abolies ; il y a raideur tétanique des membres supérieurs et inférieurs du tronc, dilatation des pupilles, pouls accéléré. Cet état ne dure que deux jours et la malade meurt. A l'autopsie on trouva la membrane fibreuse qui enveloppe le cordon rachidien épaissie au niveau de la gibbosité ; elle présentait dans son épaisseur plusieurs foyers remplis de matière tuberculeuse ramollie ; un liquide purulent remplissait la partie inférieure de la cavité méningienne et communiquait avec un abcès placé sous le faisceau ligamenteux antérieur, au niveau de la quatrième vertèbre lombaire. La moelle épinière, dans le point correspondant à l'épaisissement des membranes, était désorganisée dans l'étendue de deux pouces environ ; son volume était diminué de moitié, et cette sorte d'atrophie semblait dure à la compression que les membranes épaissies avaient opérée sur sa substance.

Les tubercules ne sont pas toujours la suite d'une

affection des os : on peut les observer aussi avec
l'intégrité parfaite des pièces osseuses du rachis ; ils
sont souvent situés entre la dure-mère et l'arachnoïde
qu'ils soulèvent. Chez un enfant qui succomba à une
phthisie tuberculeuse, il y avait un tubercule ramolli
entre la dure-mère et l'arachnoïde rachidienne à la
partie latérale gauche de la base du crâne, près du trou
occipital ; il avait le volume d'une petite noix, et
M. Gendrin vit qu'il déprimait le bulbe rachidien
au-dessus de la racine du grand hypoglosse. Ce
tubercule n'avait donné lieu à aucun symptôme
particulier, sans doute parce que son développement
avait été très-lent et peut-être chez un enfant très-
peu irritable. Les phénomènes ont été en effet très-
opposés dans un autre cas, également rapporté par
M. Gendrin.

Un enfant de douze ans était affecté de convulsions qui occupaient surtout le bras ; elles n'étaient
pas périodiques et se manifestaient irrégulièrement
à des intervalles plus ou moins éloignés. Depuis un
an, elles étaient devenues plus fréquentes et suivies
de perte de connaissance. Cet enfant mourut d'une
phthisie tuberculeuse. Outre les altérations pulmo-
naires, on trouva que la moelle épinière était comprimée par un tubercule de la grosseur d'une noisette, développé entre l'arachnoïde et la dure-mère
rachidienne, vis-à-vis la troisième vertèbre verticale ; il était dur, ramolli à son centre.

On a pu quelquefois rencontrer aussi dans la dure-
mère des productions accidentelles semblables au
tissu jaune fibreux artériel, et disposées par couches élastiques.

PRODUCTIONS MORBIDES DANS LE TISSU DE LA MOELLE ÉPINIÈRE.

C'est surtout le tissu encéphaloïde et cancéreux qui paraît se former quelquefois dans la pulpe nerveuse rachidienne, et c'est encore par des faits qu'il faut procéder quand ils ne sont pas assez nombreux pour l'élever à une description générale.

Un enfant de sept ans fut amené à Paris présentant des symptômes d'une méningite chronique, d'après l'opinion des médecins les plus habiles. Il mourut bientôt sans que les membres eussent été un instant paralysés. A l'autopsie on trouva des masses encéphaloïdes dans la partie postérieure et inférieure du cervelet; elles s'étendaient jusque dans l'intérieur du rachis, comprimant la moelle en haut et en arrière, de manière que les corps restiformes et olivaires étaient eux-mêmes altérés et comme changés en matière cérébriforme.

D'autres fois l'altération commence par le centre de la moelle épinière, comme l'a vu M. Velpeau, dans l'exemple suivant.

Une dame, âgée de trente-six ans, éprouvait, depuis un an environ, des mouvements convulsifs passagers ; peu de temps après, le bras gauche fut pris de douleurs très-vives ; il survint ensuite de la céphalalgie ; le bras gauche fut paralysé entièrement, ensuite de nouvelles convulsions survinrent aussi dans les membres inférieurs, et furent suivies d'une paralysie complète. Admise à Saint-Côme,

cette femme ne souffrait pas du bras gauche, qui
était paralysé, mais dans lequel la sensibilité était
conservée ; les mouvements du bras droit pouvaient
encore s'exécuter, et ce dernier membre était le
siége de vives douleurs. Il y avait une large escarre au sacrum ; tout le bas du corps, jusqu'à la
moitié inférieure de là poitrine, était privé de sentiment et de mouvement ; déjections involontaires ;
paralysie graduelle du bras droit, qui avait pu se
mouvoir jusque là ; marasme et mort.

Ouverture du corps.

Dès que la dure-mère rachidienne fut ouverte,
on vit, sur les trois quarts intérieurs de l'arachnoïde
sous-jacente une grande quantité de petites plaques d'un blanc opalin, du diamètre de quatre lignes, rugueuses par leur face qui regarde la moelle,
lisses et polies par l'autre face. En enlevant la
moelle, on découvre, en haut de la région dorsale,
une production accidentelle qui couvre toute la face
antérieure du cordon médullaire, depuis la sixième
paire cervicale jusqu'à la troisième. Cette végétation cérébriforme, d'une nature grasse, d'un blanc
jaunâtre, a comprimé la moelle et surtout sa portion
gauche.

On peut remarquer encore ici les rapports entre
le siége de cette tumeur fongueuse et aplatie, et les
altérations successives qu'ont subies la motilité et
la sensibilité, d'abord dans l'un des bras, et ensuite
dans les deux jambes, quand la tumeur a pu comprimer assez fortement la moelle épinière. Ce qu'il

y a de curieux ici, c'est que la tumeur encéphaloïde s'est développée et a pris naissance dans la substance même de la moelle.

On comprend, dans l'histoire du cancer, une dégénérescence dont les caractères anatomiques sont très-différents de ceux du squirre et de l'encéphaloïde, c'est-à-dire la matière colloïde, ou le cancer gélatiniforme; cette altération a été rencontrée dans la moelle épinière. Ainsi, dans un cas observé par M. Hutin, toute la moitié postérieure du cordon rachidien, y compris la substance grise, jusqu'à la commissure centrale, se trouvait convertie en une matière jaunâtre, transparente, brillante comme une forte solution gommeuse; cette matière faisait saillie sur toute la face postérieure de la moelle, dont les faisceaux antérieurs étaient indurés; la paralysie de la sensibilité était complète, et les membres étaient agités de mouvements irréguliers, analogues à ceux de la chorée.

TUBERCULES DANS LA MOELLE ÉPINIÈRE.

On sait que les tubercules sont assez fréquents dans le cerveau, et c'est pour cette raison qu'on a pu les observer plus fréquemment dans la portion céphalique de la moelle épinière que dans sa portion lombaire. Tantôt la substance qui environne ces tubercules, ou le kyste, est plus résistante et tantôt elle est ramollie; d'autres fois elle ne présente aucun changement appréciable. Bayle est un des premiers qui aient signalé la présence des tubercules dans le cordon rachidien. Ainsi, il vit un jeune

homme succomber à une phthisie tuberculeuse ; trois
jours avant sa mort, on observa des soubresauts
continuels dans les tendons du poignet droit ; les
déjections étaient involontaires : les mouvements
du bras devinrent difficiles ; la sensibilité persistait ;
les avant-bras étaient fléchis spasmodiquement sur
les bras, les mains sur les avant-bras et les doigts
dans la paume de la main. Il y avait aussi dans la
face des contractions convulsives ; quelques heures
avant de succomber, le bras droit du malade était
paralysé. *A l'autopsie*, on trouva, dans le centre
gauche de la moelle allongée, un peu au-dessous des
éminences olivaires gauches, un corps presque rond,
de la grosseur d'un petit pois, isolé de la substance
médullaire dont il était environné : c'était un petit
kyste, contenant un noyau tuberculeux.

Dans son traité de la maladie scrofuleuse, Lepel-
letier cite l'exemple d'un malade qui présente, pendant les huit derniers jours de sa vie, les symptômes
d'une congestion cérébrale. A l'ouverture, on ne
trouve aucune altération dans le cerveau ni dans le
cervelet ; mais la protubérance annulaire contient,
dans son épaisseur, un tubercule bien circonscrit et
peu adhérent à la substance nerveuse ; ce tubercule,
environné d'un kyste, avait à peu près le volume
d'une noix et présentait dans son intérieur une substance grise et comme lardacée.

Voici maintenant un exemple de tubercule enkysté
dans la région cervicale de la moelle. Un épileptique de naissance présentait à chaque accès des
convulsions violentes dans les membres, en même
temps qu'une sensation de resserrement dans la ré-

gion précordiale et qui bientôt était suivie de syncope ; à ces accidents succédaient de violentes palpitations. Il survint tout d'un coup un violent
délire et tous les symptômes d'une méningite aiguë
qui céda à un traitement convenable ; cependant le
malade s'affaiblit, et devint hémiplegique du côté droit
et mourut à la suite d'un violent délire. A l'autopsie, on trouva la couche optique droite ramollie ;
la portion de la moelle rachidienne comprise entre
les cinquième et septième vertèbres cervicales était
aussi ramollie et contenait dans son milieu un tubercule allongé, du volume d'une fève de marais,
enveloppé d'un kyste épais, jaune et résistant; la
matière tuberculeuse était très-ramollie à son centre.

M. Serre a rapporté un cas dans lequel la paraplégie se manifesta par degrés comme dans la myélite chronique, sans aucun autre phénomène d'excitation qu'une douleur vive et profonde dans la
région lombaire. Vis-à-vis les quatrième et cinquième
vertèbres dorsales, la continuité de la moelle épinière était interrompue, dans l'étendue de deux
pouces, par des tubercules jaunâtres, à l'état de cru-
dité et disposés en formes de chapelet.

Nous croyons devoir nous borner à ces citations
qu'il serait très-facile de multiplier, mais sans autre
espoir d'éclairer le diagnostic de l'affection tuberculeuse de la moelle épinière. On voit combien sont
variés les symptômes qu'elle présente ; s'ils sont
caractérisés par quelques phénomènes d'excitation,
il arrive souvent aussi que leur développement est
très-lent et ne détermine que les symptômes ordinaires des autres lésions de la moelle.

TISSUS ÉTRANGERS DANS LA MOELLE ÉPINIÈRE.

Parmi les tissus morbides, il faut distinguer les vers vésiculaires que Laënnec a désignés sous le nom d'acéphalocystes, et qui se développent dans le canal osseux des vertèbres, de la dure-mère rachidienne, ou bien dans la cavité des membranes de la moelle épinière. Dans le premier cas, les acéphalocystes paraissent avoir pénétré par les trous de conjugaison des vertèbres, qui sont alors élargis, et communique avec un kyste plus ou moins ample adhérent à l'extérieur du rachis. Chaussier en a rapporté deux exemples, dont voici le résumé.

Une femme âgée de vingt-deux ans, qui était au commencement du neuvième mois de sa grossesse, se sentait depuis quelques semaines attaquée d'insensibilité et de paralysie des membres inférieurs, attribuée à la compression des nerfs sacro-lombaires. Elle avait éprouvé antérieurement une douleur sourde à la partie supérieure du dos, avec oppression, et engourdissement dans le bras droit, et enfin avec tous les phénomènes légers de convulsions et de paralysie dans tout le côté droit du corps. Cet ensemble de symptômes indiquait assez qu'il existait un point de compression sur le prolongement rachidien. Cependant les symptômes restèrent stationnaires ; l'accouchement s'opéra tout d'un coup, et presque sans que la femme s'en aperçût : il survint des soubresauts passagers dans les membres inférieurs, surtout du côté droit ; le quatrième jour,

16

les lochies se suppriment; il y a délire, déjections
involontaires, formation d'ulcères gangréneux; les
jours suivants les symptômes s'aggravent, la dyspnée augmente, et la malade succombe dix jours
après l'accouchement. A l'ouverture du corps, on
trouva que le poumon droit était fortement adhérent à la partie postérieure du thorax, et faisait en
cet endroit partie d'un kyste ovoïde, situé sur le côté
droit des vertèbres du dos, et qui du bord inférieur
de la deuxième côte, s'étendait à la quatrième. Ce
kyste contenait un grand nombre de vers vésicu-
culaires, et communiquait par le fond avec le corps
des troisième et quatrième vertèbres dorsales; entre ces deux vertèbres il y avait une excavation qui
gagnait l'apophyse épineuse et s'étendait dans l'é-
paisseur des muscles dorsaux. Une douzaine de
vers vésiculaires avait pénétré dans l'intérieur du
canal rachidien par le trou latéral droit de la quatrième vertèbre. Ces acéphalocystes étaient attachés
à la face externe de la méninge, au niveau de la
première vertèbre du dos, et l'embrassaient comme
un anneau.

On voit dans cet exemple la marche des diverses
lésions de la sensibilité et du mouvement suivre le
développement des acéphalocystes, qui, partis de
l'intérieur du poumon, ont successivement envahi
les parties environnantes, pénétré dans le rachis et
exercé d'abord sur un de ses côtés une compression
qui a fini par devenir presque générale. L'autre
fait rapporté par Chaussier se réduit à une simple
note. Il est question d'une femme de vingt-six ans,
qui ressentit, sans cause connue, dans la région

lombaire gauche, une douleur sourde, qui devint
bientôt lancinante ; sept mois après, fourmillements,
crampes et engourdissements dans les membres abdominaux ; la paraplégie devint complète ; paralysie
de la vessie et de l'intestin ; dyspnée, fièvre lente,
escarres gangréneuses, et mort neuf mois après
l'apparition des premiers symptômes.

Autopsie.

Au-dessous du rein gauche, on remarqua une tumeur saillante, élastique, adhérente au corps de la
première et de la seconde vertèbre lombaire ; cette
tumeur était remplie d'hydatides de grosseur
variable ; les trous intervertébraux lombaires formaient un canal qui avait donné passage aux hydatides ; elles avaient pénétré entre le tube osseux
et la dure-mère. On trouva qu'elles entouraient la
méninge de tous côtés, et qu'elles comprimaient le
faisceau des nerfs sacro-lombaires. De là la paraplégie et les autres phénomènes observés pendant
la vie.

Ces observations sont remarquables par les ana-
logies nombreuses qu'elles présentent ; ainsi, une
douleur sourde, continue, dans la région où se développe le kyste hydatique, douleur qui peut devenir aiguë, lancinante ; puis, engourdissement et
frémissements douloureux, contraction spasmodique
des membres inférieurs ; enfin paralysie. Tels sont
les phénomènes qui semblent suivre le développement du kyste, l'introduction des acéphalocystes à
travers les trous de conjugaison, et leur présence

dans le canal osseux du rachis, en dehors de la dure-mère.

On possède encore trop peu de notions sur les acé-phalocystes de la cavité rachidienne pour pouvoir indiquer les causes les plus fréquentes de leur for-mation. Cependant, on les trouve surtout chez les femmes lymphatiques ; elles se forment principale-ment dans les tissus séro-cellulaires, et, comme les tubercules, elles semblent tenir à une diathèse générale, mais encore inconnue.

ARTICLE X.

PHÉNOMÈMES MORBIDES QUI PROCÈDENT DES MALADIES DE LA MOELLE ÉPINIÈRE.

Après avoir exposé le plus brièvement que nous avons pu, les nombreuses affections qui sont pro-pres à la moelle épinière, il nous reste, pour com-pléter cet exposé, à passer en revue les différentes maladies que les auteurs ont attribuées à quelques unes de ces altérations ; nous réservons pour plus tard la description de la méningite rachidienne, en traitant des maladies des enveloppes de l'axe céré-bro-spinal.

Hoffmann a pensé que les membranes dont est entourée la moelle épinière, et dont la structure, la nature et les usages sont les mêmes que celles du cerveau, pouvaient être affectées comme point d'irri-tations spasmodiques ; et il part de cette hypothèse, pour soutenir que la cause fondamentale de l'état fébrile réside dans une affection générale de tout l'axe cérébro-spinal, et irradie de là sur toutes les fonctions de l'économie. Je sais bien, dit-il, que le point de départ est toujours une lésion de l'estomac ou duodénum; mais l'expérience prouve que c'est dans la moelle épinière que se passent les principaux phénomènes fébriles. Baillou avait déjà exprimé la même opinion. Olivier, d'Angers, a remarqué plusieurs fois une injection assez prononcée des vaisseaux qui recouvrent la pie-mère de la moelle, sur le cadavre d'individus morts de fièvre adynamique. Dans la fièvre jaune de Barcelone, on trouvait presque constamment un épanchement sanguin dans la région lombaire. Enfin M. Rouyer a renouvelé l'opinion de Hoffmann en l'appuyant de toutes les inductions de la physiologie moderne. En effet, l'influence évidente de la moelle épinière sur la circulation, la calorification, la transpiration cutanées, sur la sensibilité générale ou partielle, sur la motilité, fournit une foule d'arguments propres à expliquer les accidents fébriles, les plus légers comme les plus intenses, et les autres phénomènes qui troublent toutes les fonctions.

C'est surtout pour les maladies qui sont caractérisées par un désordre évident de la motilité, qu'on a dû attribuer leur cause à une lésion plus ou moins profonde de la moelle épinière. Ainsi non-seulement l'épilepsie, mais encore les mouvements convulsifs locaux et bornés souvent à quelques muscles, ainsi que certains mouvemements spasmodiques et automatiques, ont été renvoyés à une lésion de la moelle

16*

ou de ses enveloppes, et nous avons pu voir par les observations que nous avons rapportées, que cette opinion était souvent d'accord avec les faits cliniques. Les faits isolés ne manquent pas ; mais quand on veut les généraliser trop vite, c'est là que commencent l'incertitude et les contradictions.

La chorée a certainement, dans plusieurs cas, été produite par un travail d'irritation dans les cordons de la moelle épinière, et le raisonnement est ici d'accord avec l'observation ; cependant, dans bien des occasions, on n'a pu constater aucune altération sensible des enveloppes ou du tissu rachidien ; et ceci s'explique encore, puisque les faisceaux moteurs vont s'épanouissant dans toute l'encéphale, et peuvent y être malades.

Nous verrons, en décrivant la méningite rachidienne, qu'elle produit des spasmes tétaniques et une raideur du tronc propres à caractériser le tétanos, et que souvent aussi, de cette dernière affection, on n'a rencontré aucune altération dans le prolongement rachidien. L'hydrophobie, en raison de l'obscurité de son siége, a su fixer aussi l'attention des médecins qui ont étudié les maladies de la moelle épinière, et il ne faut pas s'étonner que quelques auteurs aient cru trouver sa cause dans une inflammation de toute la région cervicale du cordon rachidien.

N'est-il pas rationnel aussi d'attribuer à une modification particulière de la moelle épinière beaucoup de névroses, telles que l'angine de poitrine, l'asthme convulsif, les palpitations, la cardialgie, les pollutions diurnes graves, le priapisme ? Il suf-

fit de songer en effet combien sont étroites les liaisons de toutes les fonctions dites organiques avec
le centre rachidien pour comprendre cette influence
morbide. On sait qu'il n'est pas rare de voir des paraplégies dans la dyssenterie, et ne faut-il pas admettre que c'est aux communications de la moelle
épinière avec l'appareil ganglionnaire, dont les filets
se distribuent à tous les viscères thorachiques et
abdominaux, que l'on doit attribuer le sentiment de
brisure générale, d'affaiblissement, de picotements
que l'on remarque dans les membres ?

Ces considérations nous conduisent à dire quelques mots sur la paralysie saturnine ou la colique
de plomb. On sait que cette maladie est quelquefois
accompagnée de douleurs vives dans le dos, avec
affaiblissement de la motilité, mais avec persistance
de la sensibilité. L'anéantissement du mouvement
est précédé de douleurs générales dans les membres et dans les parois thorachiques, de gêne dans
la respiration. C'est surtout alors que l'on peut supposer que la moelle épinière est directement affectée. La paralysie ne frappe souvent que l'avant-
bras et le nerf cubital particulièrement, ou les
mains ; en un mot la paralysie est très-circonscrite.
Olivier pense que ce sont les nerfs seulement qui
sont alors partiellement affectés, quoique de ce point
l'irritation puisse s'étendre rapidement au cordon
rachidien.

On sait qu'une famille entière de végétaux, les
strychnos amers, ont la propriété d'exciter fortement la moelle épinière sans paraître intéresser directement les fonctions du cerveau. Les animaux

soumis à l'influence de ce poison périssent avec tous les symptômes du tétanos, et cependant M. Magendie et M. Orfila n'ont jamais observé d'altération appréciable dans la moelle épinière ou dans ses enveloppes. On peut admettre que la rapidité de la mort a empêché la désorganisation de s'établir et que le temps a manqué à son développement. Quelle que soit la valeur de cette explication, il n'en est pas moins constant que la strychnine agit fortement sur la moelle épinière, et que c'est une indication thérapeutique à saisir lorsqu'on veut rétablir son action : aussi ce médicament est-il indiqué dans les débilités de la moelle épinière qui sont le produit de la masturbation, des excès vénériens, de l'abus répété des spiritueux, de l'action de certains métaux. Dans ces cas, la strychnine, administrée à des doses convenables, a produit une amélioration notable, et même la guérison dans certaines affections paralytiques de la nature de celles que nous venons d'indiquer.

Nous aurions voulu pouvoir ajouter quelques expériences relatives au traitement de la moelle épinière par l'appareil de bains dits hydrofères. Ce mode d'action dans les maladies chroniques peut offrir des avantages incontestables ; mais nous manquons encore de faits assez précis pour émettre une opinion médicale digne de l'importance de ce nouvel agent thérapeutique.

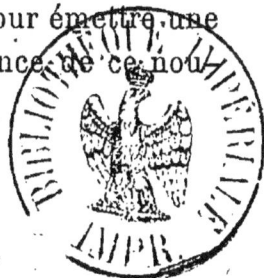

FIN.

TABLE DES MATIÈRES.

ARTICLE SEPTIÈME.

ARTICLE HUITIÈME.

ARTICLE NEUVIÈME.

TABLE DES MATIÈRES.

ARTICLE DIXIÈME.

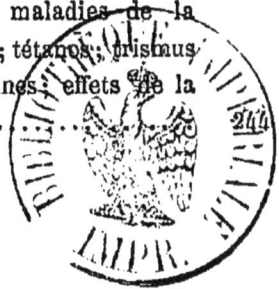

www.ingramcontent.com/pod-product-compliance
Lightning Source LLC
Chambersburg PA
CBHW071629200326
41519CB00012BA/2213